DE

L'ÉTAT LOCAL ET DE L'ÉTAT GÉNÉRAL

DANS LES MALADIES

DE

L'ÉTAT LOCAL ET DE L'ÉTAT GÉNÉRAL

DANS LES MALADIES

PAR

Le Dr EMILE TARDIEU

Ancien externe des Hôpitaux de Lyon, Interne des Hôpitaux de Saint-Étienne

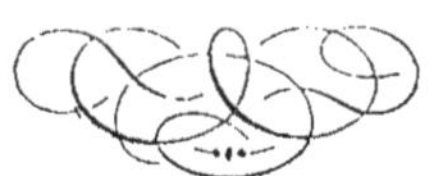

LYON

IMPRIMERIE NOUVELLE

52, Rue Ferrandière, 52

1885

AVANT-PROPOS

L'étude que nous avons entreprise nous a révélé ses difficultés à mesure que nous avancions : nous sommes allés jusqu'au bout cependant, et l'œuvre achevée, il ne nous échappe pas ce qu'elle présente d'incomplet et d'insuffisant. La science, qui se renouvelle toujours, n'autorise pas encore des conclusions définitives sur les nombreuses questions qu'elle agite : la plupart des problèmes livrés à la pathologie générale prêtent à d'innombrables hypothèses, mais à mesure que la lumière se fait sur les questions controversées, le nombre des hypothèses va se réduisant jusqu'au jour où la vérité s'établit une et définitive, s'imposant à tous, prenant l'autorité d'un axiome désormais incontesté. Nous avons posé les problèmes, indiqué les solutions que la science peut accepter

2

aujourd'hui, et nous avons été sobre d'hypothèses dans un sujet où il était si facile d'en proposer, et si difficile de les justifier.

Qu'il nous soit permis, avant d'entrer en matière, de remercier vivement M. le professeur Mayet pour la bienveillance avec laquelle il nous a prodigué son aide et ses conseils.

DE

L'ÉTAT LOCAL ET DE L'ÉTAT GÉNÉRAL

DANS LES MALADIES

PREMIÈRE PARTIE

L'étude que nous allons faire sur la localisation et la généralisation dans les maladies demande d'assez longs préliminaires ; mais un exposé précis des principes généraux sur la vie et sur la maladie pourra jeter de grandes clartés sur les études de détails qui suivront : le regard se perd dans la multitude des phénomènes, si on ne fait pas rentrer ceux-ci dans les cadres d'une loi aux lignes bien arrêtées ; nous ne parlons pas ici de système : l'esprit moderne ne croit plus aux formules absolues capables en quelques mots de rendre raison de tous les faits. Les systématisations hardies, les généralisations brillantes, les synthèses audacieuses sont remplacées par la recherche plus ingrate du fait, du détail, par la persévérance patiente de l'analyse.

Le système de Broussais a laissé derrière lui tant de ruines et de déceptions que personne n'ose plus tenter l'aventure métaphysique d'une doctrine *a priori :* c'est dire combien nous serons prudents dans les hypothèses que nous pourrons proposer, conformément à la discipline sévère de l'esprit moderne, nous n'abandonnerons pas le terrain solide des faits, des observations rigoureusement démontrées.

CHAPITRE PREMIER

L'organisme vivant est composé d'un nombre pour ainsi dire infini de petits organismes particuliers qu'on appelle *cellules.*

La cellule est par elle-même un organisme complet.

M. Ranvier a pu dire : Les éléments cellulaires possèdent toutes les propriétés vitales essentielles de l'organisme complet.

D'après les anciennes idées, l'objet poursuivi par le savant était l'animal, l'homme ou la plante : on ne pénétrait pas au delà des phénomènes généraux : aujourd'hui, on va jusqu'à la cellule motrice, la cellule nerveuse, la cellule glandulaire, chacune étant considérée comme douée d'une vie propre, individuelle, indépendante : l'animal n'est plus un être vivant, c'est un assemblage d'êtres vivants, c'est une colonie, une réunion de petits *moi*, auxquels quelques-uns vont jusqu'à prêter une sorte de conscience sourde analogue aux perceptions obscures des monades leibniziennes.

« *Chaque animal*, dit Virchow (1), *représente une somme d'unités vitales*, qui portent chacune en elle-même les caractères complets de la vie. » — « C'est une masse d'existences individuelles dépendantes les unes des autres. »

Cette grande conception d'anatomie générale vaguement entrevue avant 1835 par les botanistes français, Raspail, Mirbel, Dutrochet, fut développée et fécondée par Schwann.

Il est des êtres qui pendant toute leur vie ne dépassent pas la forme unicellulaire : tels sont les amibes constituées seulement par un protoplasme granuleux dépourvu probablement de paroi propre : ils absorbent de l'oxygène, dégagent de l'acide carbonique ; ils possèdent l'*irritabilité* qui est une des premières caractéristiques du tissu vivant, répondent par une défense, par une sorte de choc en retour, de mouvement réflexe rudimentaire à l'objet qui vient les irriter, rompre en quelque manière leur équilibre physico-chimique.

La cellule à l'état d'organite élémentaire a été suffisamment étudiée ailleurs pour que nous ne recom-

____

(1) *La Pathologie cellulaire*, par R. Virchow.

mencions pas ici ce travail (1). L'organisme humain est dérivé d'une cellule (ovule, spermatozoïde) qui s'est multipliée ; les tissus les plus variés sont constitués par des cellules différenciées à l'infini.

Ces organismes élémentaires qui sont arrivés à former l'organisme complet n'en gardent pas moins au sein du tout organisé une certaine autonomie. Sur les suppliciés, les cellules vibratiles se meuvent 48 heures après la mort ; sur les grenouilles mortes depuis plusieurs semaines et en état de putréfaction, les cils vibratils se meuvent encore ; ce mouvement vibratil se produit en l'absence de tout système musculaire ou nerveux : il appartient en propre à la cellule. Chez l'homme, le spermatozoïde est une cellule à cil vibratil unique qui peut vivre pendant plusieurs jours hors de l'organisme producteur : les cellules à cils vibratils des fosses nasales, du pharynx, des bronches se meuvent d'une façon indépendante (2).

Chez les animaux inférieurs où la centralisation des parties au tout n'est pas assurée par un système nerveux et sanguin aussi développé que ceux des animaux supérieurs, et chez lesquels les cellules sont moins différenciées, l'organisme cellulaire garde plus d'indépendance au sein du tout qu'il contribue à former.

Chez le myriothèle, par exemple, chez certains vers planaires, les cellules qui garnissent le canal

<hr>

(1) Voir *Revue scientifique :* nov. 1880. Leçon de M. Richet : *Les mouvements de la cellule.*

(2) Voir Cl. Bernard, *L'autonomie des éléments cellulaires, in Revue scientifique,* 13 mai 1876.

alimentaire agissent comme autant d'amibes indépendantes et absorbent dans leur protoplasma les
aliments solides qui se trouvent dans le canal. Lorsqu'on nourrissait la planaire d'aliments colorés, ces
cellules amiboïdes étaient bientôt gorgées de molé-
cules colorées, tout comme l'aurait été une amibe
indépendante, si on l'avait nourrie de la même
façon (1).

Nous établissons donc qu'il y a des êtres unicellu-
laires (amibes, protistes) composés d'une seule cellule, organisme complet et indépendant; que l'évolution de la cellule primitive a formé des êtres
multicellulaires chez lesquels les cellules composant
le tout gardent une indépendance relative au sein du
tout qu'elles contribuent à former; que l'embryon
humain répète en abrégé les formes embryonnaises
des animaux inférieurs qui l'ont précédé (2), l'ovule
étant une cellule analogue à l'amibe, passant de là
au type de la morula, de la blastula, de la gas-
trœa, etc., de telle sorte que l'*ontogénie* ou développement de l'individu est une reproduction en abrégé
de la *phylogénie*, ou développement de l'espèce, et
l'organisme achevé un agrégat de cellules qui gardent une certaine autonomie et indépendance, moin-
dres que l'indépendance de l'amibe, puisque chacune
des cellules agrégées doit subir les impressions et les
réactions du milieu dans lequel elle vit, mais indépendance assez marquée pour qu'il y ait à en tenir
compte en physiologie comme en pathologie.

(1) *Revue scientifique*, sept. 1879. Discours de M. Allmann.
(2) Voir la *Morphologie* de Hæckel.

La notion de l'individualité, de la vie propre de chaque cellule, est aujourd'hui la pierre angulaire de la physiologie générale, *initium et fons.*

La cellule en évoluant est arrivée dans les organismes supérieurs à une différenciation de plus en plus grande : selon la loi posée par M. Herbert Spencer, c'est une évolution continue de l'homogène à l'hétérogène, de l'indéfini au défini : l'organisme a marché dans le sens de la division du travail, répartissant maintenant entre un grand nombre d'organes et de systèmes les fonctions qui au début étaient toutes concentrées dans la cellule primitive. L'organisme végétal, faiblement centralisé, nous représente une république cellulaire ; l'organisme supérieur nous montre une monarchie cellulaire où les organismes primitivement disséminés passent de l'indépendance à la dépendance mutuelle, de la vie isolée à la vie collective grâce à la centralisation réalisée par les liens des grands systèmes (nerveux, sanguin, lymphatique). Mais cette forte centralisation des animaux supérieurs ne prouve point qu'ils ne soient pas composés d'animaux plus élémentaires, tout comme la forte centralisation d'un Etat cache sans l'exclure la distinction des provinces, des cités et des individus.

« Nos organes, dit Diderot, sont des animaux distincts que la loi de continuité tient dans une sympathie, une unité, une identité générales. »

CHAPITRE II

Les cellules se sont agrégées pour former des
tissus et des organes, et elles conservent toujours
des traces de leur indépendance primitive au sein des
tissus et des organes qu'elles constituent : les organes
à leur tour et les tissus conserveront leur part d'autonomie et d'individualité dans le tout qu'ils contribuent à former.

Ce n'est pas le tout qui précède les parties et les
coordonne, ce sont les parties qui précèdent le tout :
le type achevé n'est pas une cause, une finalité vou-
lue, c'est un résultat, un effet.

L'ancienne théorie, développée au xviiie siècle par
Bonnet, enseignant la préformation des organes ou
emboîtement des germes, voulait que le germe
contînt déjà en puissance, en miniature l'animal tout
entier : le développement ne serait dès lors que
l'accroissement, le grossissement, l'amplification de
cette sorte de miniature, préexistant de tout temps à
la fécondation.

Aujourd'hui, pareille conception n'est plus acceptée par personne ; elle est remplacée par la doctrine
de l'*épigénèse*. Dans l'hypothèse de la préformation ou

de l'organisme en puissance, tous les organes devraient apparaître en même temps, tandis que l'observation nous fait voir les organes se formant pièce à pièce, par addition extérieure, et naissant les uns après les autres : pas de préformation, car selon l'expression de M. Robin, le germe dans son développement oscille entre les monstruosités et la mort : nous n'exposerons pas davantage cette doctrine de l'*épigénèse* dont Wolff, le premier, en 1759, posa les fondements et qui, aujourd'hui, est reçue par tous.

Ainsi s'écroule l'hypothèse de Kant, de Cuvier, de Müller, de Burdach qui supposent que dans l'organisme les parties sont commandées, conditionnées, déterminées par l'ensemble.

La continuité et la contiguïté des tissus vivants assurent le consensus de l'organisation animale : les grands systèmes centralisateurs consomment l'union des parties.

Chez l'embryon, la solidarité ne devient réelle et intime qu'à une époque déterminée de la vie embryonnaire, l'époque de la formation du cœur et de l'établissement de la circulation. Mais dans la première période de sa vie, les fonctions spécialisées n'existent pas encore ; tout se réduit à la vie des cellules primitives, chacune vivant de sa vie propre et pouvant dans une certaine mesure se passer de l'action de ses voisines : les différentes parties presque indépendantes les unes des autres ne possèdent point cette solidarité qui caractérise l'âge adulte : la vie de l'embryon animal reproduit alors très exactement celle des tissus cellulaires des plantes.

C'est la formation du système sanguin qui va créer la solidarité entre ces cellules indépendantes : le sang va relier d'une part entre elles les différentes parties et devenir ainsi le premier instrument de la solidarité organique ; et d'autre part, il apporte aux différentes parties les aliments à l'aide desquels elles façonnent leurs éléments hétérogènes, et rend ainsi la solidarité plus nécessaire.

Avant la formation du cœur et l'établissement de la circulation, l'embryon est entièrement constitué par des éléments homogènes ; chaque partie de l'embryon peut, dans une certaine mesure, vivre de sa vie propre, sans avoir besoin du concours des parties voisines ; elle peut également, dans une certaine mesure, parcourir isolément plusieurs phases de son évolution : la solidarité est d'autant moindre que l'homogénéité est plus grande : ainsi se réalise la parole de Gœthe : La subordination des parties indique une créature d'un rang plus élevé.

Dans cette première phase de la vie pendant laquelle la masse entière de l'embryon n'est qu'un blastème homogène au sein duquel s'ébauchent les parties de l'organisme, un certain nombre peuvent se constituer isolément et traverser des phases successives, tandis que les parties voisines ne se développeront pas : telle est l'origine des monstres omphalosites (1), par exemple : ces monstres ne présentent pas une organisation véritable, mais une

(1) *Recherches sur la production artificielle des monstruosités*, par M. C. Dareste, 1877.

simple juxtaposition d'organes : chaque organe peut manquer isolément sans que son absence entraîne nécessairement celle des organes voisins.

Nous pouvons déjà signaler les conséquences de ces observations: une prédisposition morbide, comparable en quelque sorte à une malformation d'un système ou d'un organe, peut exister dans ce système ou cet organe seul sans que les systèmes voisins soient frappés de la même prédisposition: plus tard, le processus pourra retentir sur eux, mais la maladie comme la prédisposition et la malformation sera dans bien des cas exclusivement locale au début. Cette indépendance relative des parties les unes vis-à-vis des autres peut se saisir mieux encore dans la physiologie de l'organisme achevé.

Chez les animaux inférieurs, chez les insectes, les vers, les annélides, on peut en sectionnant la chaîne nerveuse ganglionnaire rompre l'unité du système: on partage le corps en segments qui continuent à sentir, à se mouvoir, à vivre chacun pour son propre compte. Chaque groupe ganglionnaire partiel ainsi formé devient un centre partiel qui se suffit à lui seul. Dugès (1) a fait sur la *Mantis religiosa* des expériences décisives à cet égard.

Chez les invertébrés, la fusion, la coalescence des ganglions est liée à un plus grand développement intellectuel ; la larve, la chenille ont beaucoup plus de ganglions que l'insecte parfait. Dans la série des vertébrés, la fusion des centres nerveux arrive à être

______
(1) Dugès. *Physiologie comparée*, t. I, p. 337.

presque complète dans la moelle épinière, le cervelet
et le cerveau : les centres nerveux épars chez les
êtres inférieurs se fusionnent chez les vertébrés sur
la ligne médiane sous forme d'un axe central indivis.

Si nous redescendons aux mollusques et aux crustacés, nous voyons leur cœur dépourvu de toute trace
de ganglions manifester des mouvements spontanés
hors du corps de ces animaux.

Hors du corps, le cœur d'un petit chat bat trois ou
quatre heures.

Chez l'homme, le cœur possède des ganglions
nerveux indépendants.

La séparation de la moelle et des centres encéphaliques peut se prolonger sans que la moelle cesse de
vivre et de conserver ses fonctions : des malades, des
blessés ont conservé pendant longtemps un segment
inférieur médullaire vivant et excitable. On a gardé
vivants pendant des années des chiens dont la moelle
était sectionnée ; non seulement chez les reptiles et
les batraciens, comme on le savait au xviie siècle,
mais encore chez les vertébrés supérieurs, la moelle
peut vivre indépendante et privée de l'influx nerveux
cérébral (1). (Voir l'art. « Grand sympathique » du
Dict. encyclopédique). Le système des nerfs vaso-
moteurs règle des circulations locales indépendantes
de la circulation générale. Ces milliers de cellules

---

(1) Pour ne pas donner trop d'étendue à ces préliminaires, nous lais-
sons de côté les expériences de Landry et Vulpian sur la moelle épinière
du cochon de lait, celles de Pflüger sur la grenouille, etc. ; toutes tendant à prouver l'indépendance des segments du système nerveux et des
organes en général et, partant, la non unité du *moi* physiologique ou
psychologique.

et organismes élémentaires, ces organes et ces systèmes multiples vont entrer dans une solidarité de plus en plus étroite à mesure que le type s'élèvera; à mesure que les cellules se spécialisent, il faut qu'une certaine unité s'établisse pour harmoniser ces fonctions diverses : l'organisme, auparavant sans unité véritable, se suspend à cette unité qui le domine, les tendances et les instincts indépendants des cellules et des systèmes auparavant en lutte prennent désormais des directions convergentes; un système nerveux dominant est un centre de vie et d'action qui produit le même effet que la monade dominante de Leibniz : *il universalise* les excitations de toutes sortes qui frappent l'organisme, il harmonise les fonctions qui par lui retentissent les unes sur les autres, il relie les organismes disséminés, fait la *somme* de ces vies innombrables dont le consensus forme la vie générale de l'être, dont l'unité nous apparaît comme une résultante et une harmonie. Cette harmonie à mesure qu'on monte dans l'échelle des organismes, tend de plus en plus vers l'unité parfaite, sans jamais atteindre cet idéal : cette unité physiologique, comme le *moi* psychologique, s'évanouit dans les phénomènes dont elle n'est que l'harmonie concrète.

N'oublions pas les systèmes sanguin et lymphatique qui concourent avec le système nerveux à cette œuvre de centralisation (1).

---

(1) Voir in *Physiologie des nerfs et des muscles* de Richet, les remarques sur les écarts de température existant entre les différentes parties du corps chez les abeilles, les sphinx, etc.

Dans les organismes supérieurs, les unités existent pour le tout, mais le tout à son tour élève les parties à une vie supérieure et les entraîne dans un courant qui est pour elles un progrès : un organe faible sera soutenu par d'autres organes mieux constitués : le tout viendra en aide aux parties plus faibles : le cerveau perfectionnera les organes des sens : les muscles du blanc seront plus forts et plus habiles que les muscles plus volumineux du nègre. Dans la maladie, un système qui faiblit sera relevé par les autres : c'est ainsi que dans le diabète, la tuberculose, le cancer même, un entretien persévérant du système adipeux par une alimentation riche en graisse soutiendra l'organisme en ses parties défaillantes et pourra le ramener dans la ligne de la santé : chez les tuberculeux on prendra soin de l'estomac, qui forme un des centres principaux de résistance ; chez l'hystérique, chez les névropathes, c'est au système musculaire à faire contrepoids à un système nerveux trop excitable : ainsi, les parties s'entr'aident les unes les autres et le médecin doit prendre son point d'appui sur les parties restées saines pour arriver au rétablissement des parties malades : il importe seulement de bien déterminer le rôle de chaque système pour ramener à chacun le processus physiologique ou pathologique, expression de l'état de son fonctionnement normal ou troublé.

CHAPITRE III

Du point où nous sommes parvenus, nous pouvons déjà embrasser le plan général de notre sujet.

L'organisme est un composé de cellules dont chacune peut avoir sa vie troublée sans qu'il y ait retentissement sur l'organe qu'elle contribue à former : elle est atteinte pour ainsi dire, dans sa vie propre, individuelle, autonome : cette notion est plutôt théorique que réalisée dans la pratique quand il s'agit d'une cellule prise en particulier ; mais il n'en est plus ainsi quand il s'agit d'un groupe de cellules, agrégées pour former une glande ou un organe quelconque : dans ce cas, l'organe formant territoire distinct pourra être troublé dans ses fonctions spéciales sans qu'il y ait un retentissement notable sur le reste de l'économie : ces cas seront compris sous le nom de maladies locales sans retentissement général.

Si, à la suite de ce trouble local, certaines perturbations se produisent dans les grands systèmes, nous serons en présence de maladies locales avec retentissement général.

Enfin, quand les grands systèmes (sang, lymphe, nerfs) sont atteints primitivement, des perturbations consécutives se diffuseront dans une multitude de territoires organiques particuliers réalisant ce que nous appellerons les maladies générales proprement dites ou générales à manifestations locales.

Nous nous occupons dans cette étude des caractères généraux et locaux des maladies en essayant de faire la part qui revient à l'organe et celle qui revient au tout solidaire : nous verrons que la maladie, dans la grande majorité des cas, ne peut pas rester long-temps isolée, et d'un autre côté qu'il n'existe pour ainsi dire pas de maladie absolument générale.

Mais avant d'élucider ces questions, il nous faut définir quelques-uns des termes que nous avons employé jusqu'ici sans les expliquer.

Nous allons rechercher d'abord une définition de la maladie ; nous nous occuperons après des caractères essentiels des diverses causes morbides ; nous verrons ensuite à prendre dans les cadres pathologiques des exemples pouvant servir à éclairer la question traitée.

CHAPITRE IV

Les définitions de la maladie sont très nombreuses ; tout auteur qui a touché à la philosophie médicale s'est essayé à cette définition qui emprunta toujours son caractère aux doctrines philosophiques de l'écrivain et se réduisit en dernière analyse à une définition de la vie.

Aussi, croyons-nous qu'il est préférable de commencer notre étude par un exposé succinct des principales doctrines sur la vie : nous trouverons au bout de cette étude notre définition de la maladie.

M. Claude Bernard, dans une de ses leçons (1), donne une série de définitions de la vie empruntées aux auteurs les plus divers.

D'un côté, il range celles à caractère spiritualiste, d'un autre, celles plus particulièrement matérialistes ; nous renvoyons à cet auteur pour prendre connaissance de ces définitions dont nous n'en reproduirons ici que quelques-unes. Nous n'y trouvons pas de définitions de la vie par Stahl ; en retour, nous donnerons la définition de la maladie par cet auteur : La maladie est un effort de l'âme pour rétablir l'équilibre des actions normales et pour expulser les puissances nuisibles. (Stahl.)

Lordat introduit dans la définition de la vie la notion d'un principe vital intérieur indépendant, et Sauvages, qui est de la même école, définit la maladie : « une réaction du principe vital intérieur contre les causes qui nuisent au corps ».

Kant fait de la vie : « un principe intérieur d'action ».

De pareilles théories sur la vie et sur la maladie sont aujourd'hui battues en brèche de toutes parts et ne peuvent plus être défendues.

(1) *Revue scientifique*, déc. 1877. « Les définitions de la vie. »

Nous allons en dire quelques mots, sans insister sur cette question incidente.

L'animisme, auquel Chauffard se ralliait, fait d'un principe distinct, appelé âme, le promoteur de toutes les opérations de l'économie : ce principe, purement hypothétique, a été conçu de diverses manières, suivant la fantaisie des auteurs ; comme matériel ou comme spirituel, comme répandu dans l'organisme entier ou comme siégeant dans un organe particulier, d'où il rayonnerait vers toutes les parties ; il serait autonome, aurait une autorité propre, indépendante des causes extérieures. On comprend aisément ce que peuvent être la physiologie et la pathologie sous l'empire d'une telle doctrine ; un mélange et une succession instables, arbitraires de faits non réductibles à des lois permanentes, ne permettant pas la prévision ; où les activités vitales, au lieu d'être subordonnées aux conditions physiques des organes, des tissus, des éléments, obéissent à la volonté changeante d'un agent que les circonstances inspirent et qui peut n'être pas infaillible.

Au point de vue vitaliste, les choses ne changent guère. Quel échafaudage d'hypothèses fantaisistes que celles ayant trait à ce principe vital présidant uniquement à l'accomplissement des actes de la vie somatique et entièrement distinct de l'âme préposée de son côté à l'accomplissement des actes de la vie psychique ; là encore, ce serait le règne de l'arbitraire et de la confusion ; la maladie due à un caprice du principe vital ou à la colère de *l'archée*, comme l'enseignaient les vieilles écoles, échapperait à toute détermination, à toute loi scientifique conçue comme fixe et invariable.

On peut lire, dans l'étude de Claude Bernard, la série de ces définitions spiritualistes qui nous apportent une hypothèse inutile et encombrante au lieu de nous exposer les caractères des phénomènes étudiés.

Comme le dit M. Preyer (1) d'Iéna : « Encore aujourd'hui sous des noms anciens ou nouveaux, non plus à la vérité comme *pneuma* et comme *impetum faciens*, mais comme *principe vital, natura medicatrix, nisus formativus* et avec les idées peu scientifiques et surtout peu claires d' « inconscient », de « finalité », le vitalisme joue un rôle public et secret auprès de beaucoup de gens plus ou moins étrangers aux sciences de la nature. »

En vain l'école de Montpellier plaide encore pour son *principe vital* : une pareille hypothèse a fait son temps : elle est allée rejoindre les vertus occultes de la scolastique, l'horreur du vide, l'esprit recteur sidéral de Képler, le *vinculum substantiale*, la faculté pulsifique des artères et autres entités érigées en causes ; il ne faut pas multiplier les êtres sans nécessité, et vouloir expliquer une chose incompréhensible par une autre plus incompréhensible encore.

M. Chauffard. dans son livre sur *la Vie*, reprenait dernièrement la défense désespérée de la force vitale. A propos des expériences de M. P. Bert, qui greffe sur un rat une ou plusieurs queues empruntées à

______

(1) W. Preyer. *Éléments de Physiologie*, traduits par M. Soury.

d'autres rats, à propos d'expériences analogues pour les pattes enlevées à un animal et greffées sur un autre, il soutenait que ces pattes ne cessent pas d'appartenir au premier et dépendent de la même *force vitale;* on a beau les faire voyager loin de l'animal qui les a possédées, elles ne cessent pas « d'en faire partie », quoique en étant artificiellement séparées. « M. Chauffard, dit à ce propos un philosophe contemporain (1), imagine également que l'animal peut se diviser sans que sa vie soit divisée, que c'est encore la même *unité vitale* qui anime les diverses parties d'un ver coupé en deux ou trois tronçons. C'est là transporter dans l'histoire naturelle le mystère de la Trinité... »

Nous croyons inutile d'insister plus longtemps sur ces anciennes doctrines, qui n'ont plus aucun crédit aujourd'hui et qui tendraient à détruire toute étude scientifique rigoureuse ; quand nous passerons en revue les causes de la maladie, nous ferons voir le déterminisme inévitable qui lie entre eux les phénomènes de la vie et ne laisse pas place pour l'hypothèse d'un principe vital quelconque agissant sur ces phénomènes d'une façon arbitraire.

D'un autre côté, les définitions matérialistes de la vie sont incomplètes et ne rendent pas compte de tous les faits.

La vie, dit Richeraud, est une collection de phénomènes qui se succèdent pendant un temps limité dans les corps organisés.

Rostan a placé la caractéristique de la vie dans

______

(1) *La Science sociale contemporaine,* par A. Fouillée, 1880.

l'organisation : il donne à ce sujet, dans son ouvrage, des définitions et des démonstrations, dans lesquelles il serait trop long de le suivre, mais dont le principe est acceptable.

Dugès définit la vie : l'activité spéciale des êtres organisés.

Nous ne poursuivrons pas les citations de cet ordre ; plus satisfaisantes pour l'esprit, elles sont loin cependant de nous faire saisir nettement la caractéristique des phénomènes compris dans le mot : vie. Ce terme est, en effet, une expression synthétique qu'il s'agit de décomposer par l'analyse.

Claude Bernard renonce à définir la vie qu'il regarde comme indéfinissable : il se laisse aller, croyons-nous, à une notion erronée du mot définition : on ne demande pas à la définition de nous livrer l'essence première des phénomènes qu'elle étudie ; à ce compte, on ne pourrait rien définir, puisque nous ne connaissons l'essence de rien : c'est de ce point de vue qu'on a pu dire que l'idée de la matière était une hypothèse, puisque nous ne connaissons pas la matière en elle-même, mais seulement par ses propriétés, ou pour être plus précis, par les phénomènes sensitifs qu'elle suscite en nous et qui s'imposent à nous d'une manière invincible.

Mais pour nous, la vie, qu'on peut considérer avec M. Robin comme une propriété immanente de la matière, est définissable au même titre qu'un corps chimique ou organique quelconque dont la définition énumère les caractéristiques séparatives des corps voisins.

Nous emprunterons cette définition à M. le professeur Mayet : elle nous paraît donner un résumé très complet des principaux phénomènes compris sous le mot de vie : « La vie consiste dans un ensemble de transformations et de mouvements variés, simultanés et successifs, *réciproquement dépendants les uns des autres*, se passant dans des êtres doués d'individualité, c'est à dire formant un tout distinct de ce qui les environne ; cet ensemble de mutations est intimement lié à l'organisation ou arrangement spécial de la matière qui les constitue, laquelle procède nécessairement d'êtres appelés générateurs organisés comme eux ; enfin, ces mouvements divers qui constituent la vie dépendent nécessairement du milieu où se trouvent ces êtres, de la matière qui les environne et de ses propriétés, ainsi que des êtres vivants qui sont autour d'eux. »

Ce qu'il importe ici de mettre en relief, c'est la dépendance réciproque de tous ces phénomènes les uns par rapport aux autres dans l'organisme vivant, et leur dépendance étroite des phénomènes extérieurs dont ils ne sont en quelque sorte que le prolongement, ou si l'on veut, la transmutation obligée dérivant de lois immuables.

Pas de circulation sans innervation, pas d'innervation sans circulation ; pas de digestion intestinale sans digestion stomacale ; pas de vie des tissus sans oxygène, et pas d'oxygène sans respiration, sans emprunt au milieu extérieur qui doit nécessairement en contenir pour que la vie puisse continuer.

La spontanéité des êtres vivants est une fausse

apparence bientôt démentie par les faits : la vie
s'alimente sans cesse à des sources extérieures, et
quand celles-ci font défaut, la vie s'arrête ; à l'état
de maladie, la loi ne change pas : il n'y a pas de maladie spontanée, pas davantage que de phénomène
vital spontané ; la maladie est une résultante, ordon-
née par des causes extérieures déterminables, ou par
des causes intérieures qui ont été auparavant causes
extérieures : il en est ainsi pour les intoxications
chroniques, les maladies parasitaires, etc.

Le déterminisme scientifique remonte de l'effet à
la cause, il cherche la dépendance nécessaire du phénomène causatif et du phénomène causé ; devant chaque conséquent, il pose un antécédent immédiat.
« Jamais rien n'arrive, dit Leibniz, sans une cause
ou raison déterminante. » (Théod. I.) C'est la liaison
de l'effet à la cause que cherche l'esprit scientifique ;
il n'admet pas de hiatus, d'effet sans cause, de phénomène spontané apparaissant sans motif détermi-
nant.

Nous pouvons arriver maintenant à une définition
de la maladie, qui ne différera guère de celle de la
vie. Rappelons d'abord la définition de Hecht, dans
son article *Maladie* du Dict. encyclopédique des
sciences médicales. « La maladie est une évolution,
un processus organique dont le mode est absolument
inconciliable avec l'idée du type physiologique de
l'organisme, celui-ci étant constitué par l'intégrité et
l'harmonie parfaites des organes et des fonctions et
leur adaptation au milieu ambiant. »

M. le professeur Mayet propose la définition sui-

vante : La maladie est la vie déviée ou ce qui revient
au même anormalement modifiée.

Ces deux définitions s'équivalent ; elles nous font
voir que la maladie n'est qu'une forme, un état particulier de la vie, état anormal par rapport au type
qu'on est convenu de regarder comme physiologique. De même que la vie consiste dans un enchaînement de phénomènes variés, réciproquement dépendants et intimement liés à l'organisation et à l'action
du milieu où se trouve l'être vivant ; de même la
maladie consiste dans un enchaînement de phénomènes réciproquement liés et dépendants, dérivés les
uns des autres, mais engagés dans une direction anormale non conforme au type physiologique ; ils dépendent d'un arrangement moléculaire spécial et produisent à leur tour des dérangements matériels desquels
dérivent de nouveaux phénomènes morbides ; tous
ces phénomènes et cet état matériel sont nés dans
l'être vivant sous l'influence de causes extérieures
différentes de celles qui agissent normalement sur lui.

Ces phénomènes sont soumis à une évolution :
« L'évolution incessante, dit Hecht, qui, dans tout
organisme normal, dans chacune de ces parties commence dès la naissance pour ne finir qu'à la mort, ne
saurait cesser quand survient une maladie ; elle continue d'après les lois qui régissent la vie de chaque
tissu et de chaque organe, avec cette différence radi-
cale qu'au lieu d'aboutir à un résultat conforme à
l'état normal, elle aboutit à un résultat qui, d'une
façon passagère ou définitive, est contraire à cet état
qu'on appelle santé. »

Pour qu'il y ait maladie, il faut donc une évolution bien déterminée des phénomènes se produisant en dehors de l'état normal ; quelques perturbations passagères et particlles ne se prolongeant pas et n'aboutissant pas à un changement matériel quelque peu persistant dans un organe ou un tissu, ne recevront pas le nom de maladie.

On conçoit qu'il se trouve des états intermédiaires entre la santé et la maladie se prêtant mal à une détermination précise.

Les phénomènes de la maladie se répartissent en troubles fonctionnels et en lésions réciproquement liés : pas de lésions sans troubles fonctionnels et pas de troubles fonctionnels sans lésions.

On objectera les névroses comme troubles fonctionnels sans lésions ; mais il est légitime de penser que ces lésions existent, quoique échappant encore à nos moyens habituels d'investigation.

Schiff a constaté que la perception d'une sensation s'accompagne d'une élévation de température dans le point du système nerveux affecté ; ainsi les troubles dits dynamiques des névroses entraînent des modifications dans l'état des nerfs (variation de l'état électrique, chimique, etc.), mais jusqu'à présent ces modifications ne sont pas assez nettement définies et saisissables pour qu'il soit possible d'en fixer la caractéristique : d'ailleurs, au bout d'un certain temps, ces troubles dynamiques subissent dans plusieurs cas une transmutation en lésions organiques aisément reconnaissables. La lésion commande à son tour d'autres troubles fonctionnels et d'autres modifications. Dans le début d'un grand nombre de maladies, la lésion caractéristique n'est pas assez complètement achevée pour qu'on puisse la déterminer absolument.

Il faut compter avec les troubles moléculaires malaisément saisissables qui existent dans les humeurs avant l'apparition de la lésion confirmée et définie. Ces lésions moléculaires, presque inappréciables, sont contemporaines des perturbations fonctionnelles simples du début : un trouble fonctionnel doit nécessairement correspondre à un état matériel défini, de même qu'à l'état normal le fonctionnement du nerf est lié à l'état matériel de son tissu. Il est donc impossible de ne pas supposer dans les névroses, par exemple, un changement moléculaire quelconque dans l'état des nerfs en particuliers, puisque le fonctionnement physiologique ou pathologique de ces derniers n'est, après tout, que la traduction de leur état matériel : la force ne peut pas être séparée de son substratum matériel.

D'ailleurs, plusieurs maladies acceptées comme névroses ont été reconnues plus tard comme conditionnées par des lésions bien définies ; c'est ce qui s'est produit pour la paralysie générale, pour l'ataxie locomotrice que Trousseau décrivait encore, il y a vingt ans, comme une névrose ; on commence à trouver des lésions dans la chorée, dans l'épilepsie et pour une foule d'autres processus morbides acceptés d'abord comme impénétrables à l'analyse et irréductibles à un état matériel déterminable par nos réactifs encore trop imparfaits.

Pas de lésions sans troubles fonctionnels : cette réciproque est également vraie. Une lésion peut rester silencieuse et ne pas se traduire par des symptômes observables, mais cet état latent deviendra, un jour ou l'autre, un état patent ; d'ailleurs, alors même que la lésion ne se traduirait pas par des troubles bruyants, on peut admettre qu'elle n'en a pas moins une influence certaine sur les tissus ambiants, en raison de l'action réciproque des organes les uns sur les autres, en l'état de santé comme en l'état de maladie.

La lésion commande les troubles fonctionnels, les symptômes ; elle n'est pas la maladie tout entière, car il est des troubles fonctionnels qui peuvent ne pas venir de la lésion principale, mais de modifications humorales particulières (1). Aussi l'autopsie nous faisant voir seulement la lésion principale, ne peut nous révéler la marche spéciale et les particularités de la maladie : la lésion n'est donc qu'une partie de la maladie. Ces différents points établis, nous allons passer maintenant aux causes de la maladie.

(1) On pourrait dire aussi de troubles dynamiques, si ce mot ne prêtait pas à l'équivoque.

CHAPITRE V

La question des causes des maladies est très complexe : outre les dissertations théoriques, elle a donné lieu à un nombre infini de classifications ; nous allons tâcher d'arriver sur ces différents points à quelques vues générales aussi nettes que possible.

La cause vraie de la maladie, celle qui en constitue l'antécédent nécessaire et immédiat, est dite généralement *cause prochaine ;* on lui a encore donné les noms de *cause parfaite*, *cause suffisante*, parce qu'elle suffit à produire l'état morbide et le produit nécessairement. La cause prochaine est la cause véritablement déterminante, efficiente ; sans elle, la maladie, qui peut n'être qu'à l'état de prédisposition, n'aurait jamais été appelée à l'acte ; mais inversement, sans prédisposition, la cause prochaine serait impuissante. La maladie, qui est un état de l'organisme, n'existe pas en dehors de cet organisme ; la cause prochaine fût-elle un microbe ou un virus n'est pas la maladie, elle n'est qu'un des éléments provocateurs et formateurs de cet état nouveau qui s'appelle maladie ; il faut donc, pour qu'un effet nouveau se produise, que l'organisme , ou plus exactement la prédisposition, rencontre la cause prochaine agissante ; la cause prédisposante conspire avec la cause prochaine pour produire un effet nouveau.

La cause prochaine, pas plus que la cause prédisposante, n'a ce caractère de simplicité et d'unité qui ne se voit d'ailleurs nulle part dans la nature ; une cause, quelle qu'elle soit, est toujours une résultante, un effet venu d'une cause antécédente : dans la nature, selon la parole de Kant, tout est réciproquement cause et effet, but et moyen : le mot de cause ne désigne autre chose que la catégorie des phénomènes antérieurs auxquels on peut rapporter ceux qui suivent ; tout phénomène est nécessairement conditionné par un autre, aucun n'existe par lui-même inconditionné dans l'espace et dans le temps ; la recherche d'une cause absolue et véritablement première appartient à la métaphysique.

En considérant les causes prédisposantes, nous pouvons voir qu'aucune d'entre elles n'a de valeur absolue ; car chaque cause, n'étant qu'une résultante, emprunte sa valeur aux composants dont elle est la somme ; ensuite, parce qu'une cause quelconque n'a jamais son jeu isolé et libre, elle est engagée dans l'enchaînement des phénomènes ambiants qui peuvent lui être tour à tour favorables ou contraires.

Parmi les causes prédisposantes, nous pouvons citer l'hérédité, le climat, la profession, le tempérament, les habitudes hygiéniques, etc.

Mais il faudrait s'entendre sur le mot prédisposition : nous avons déjà dit que la prédisposition n'était pas une cause absolue ; par conséquent, elle ne peut rien par elle seule ; étant contingente, sa puissance sera plus ou moins accusée suivant les causes antérieures qui l'auront elles-mêmes engendrée : il est des cas où la prédisposition morbide est tellement générale et d'un caractère si décidé qu'elle entraînera pour ainsi dire fatalement l'organisme dans un type pathologique : il lui faudra pour cela la rencontre d'une cause prochaine, occasionnelle, mais celle-ci fera rarement défaut et elle sera toujours assez forte quand la prédisposition sera prépondérante : le goutteux héréditaire, le prédisposé à la tuberculose, au cancer trouvera presque sûrement sur sa route la cause occasionnelle qui décidera la mise en branle de la prédisposition ; au contraire, il est des cas où la prédisposition est très peu accusée jusqu'à un point limite où elle n'existe plus : dans ce cas, nous voyons grandir en sens inverse le rôle de la cause prochaine qui, si elle est très puissante, sera capable d'éveiller quand même la prédisposition indécise et de donner naissance au processus morbifique : c'est ainsi que la prédisposition aux fièvres éruptives, aux maladies infectieuses peut rester faible et variable suivant les individus ; mais une forte épidémie, une recrudescence du fléau (choléra, typhus, etc.), a souvent raison d'individus faiblement prédisposés, qui jusque-là avaient échappé à l'atteinte du mal : il se produit, dans bien des cas, comme une saturation de l'économie par la cause spécifique, de telle sorte que pour peu que la prédisposition existe, elle finit par s'éveiller à cet appel répété.

Un premier point est donc établi touchant le rapport variable de ces deux termes : prédisposition et cause prochaine, l'un d'eux pouvant grandir démesurément jusqu'à n'exiger de l'autre qu'un appoint pour ainsi dire insignifiant et presque toujours assuré.

Ceci nous permet de réfuter ceux qui, sacrifiant un terme aux dépens de l'autre, veulent expliquer la maladie par la prédisposition seule, et ceux qui veulent tout expliquer par la cause prochaine en se passant de la prédisposition.

M. Jousset (Eléments de pathologie et de thérapeutique générales) reprenant l'aphorisme de J.-P. Tessier : « La cause des maladies réside dans une prédisposition définie ; » se range dans le premier cas : il admet que la prédisposition seule suffit à faire la maladie ; comme si l'évolution d'un tissu ou d'un organisme, qu'elle soit normale ou anormale pouvait se faire sans l'action des causes extérieures? et puisque ces causes extérieures sont nécessaires à l'entretien de l'évolution physiologique ou pathologique, pourquoi ne pas rechercher celles qui agissent favorablement et celles qui favorisent au contraire l'évolution anormale et morbide? Enfin, la prédisposition, *comme nous l'avons montré, n'est qu'un* effet, et si elle devient cause à son tour, elle ne peut agir qu'en s'unissant à *d'autres causes dont le con*cours assure l'éclosion du processus morbide.

D'un autre côté, on ne peut pas nier les prédispositions, et dire comme M. Germain Sée : La prédisposition n'est qu'un mot : nous voyons tous les jours le contraire : tout le monde ne devient pas phtisique, quoique le bacille reconnu comme pathogène soit abondamment répandu dans l'atmosphère que nous respirons! Les maladies même les plus virulentes demandent une prédisposition : il y a des immunités vis-à-vis des fièvres infectieuses et dans les épidémies les plus violentes surnagent toujours un grand nombre d'individus épargnés (1).

D'ailleurs, la prédisposition n'est pas une maladie, ni un commencement de maladie, ce n'est pas un besoin de l'organisme tendant fatalement au passage à l'acte, à la réalisation : pour nous, la prédisposition morbide est réductible à l'une quelconque de ces innombrables possibilités qui sont au fond de tout agrégat vivant, et qui n'arrivent à se développer que par l'action bien déterminée d'une cause spéciale: la prédisposition n'a donc rien de fatal, elle ne peut quelque chose que par la puissance de la cause occasionnelle provocatrice.

Une prédisposition morbide, appartenant à l'organisme tout entier, se traduira par une maladie générale ; la prédisposition peut être seulement celle d'un tissu ou d'un organe, la maladie sera dès lors primitivement locale avec retentissement possible sur le reste de l'économie. Les diathèses sont regardées comme des prédispositions générales en raison de leurs manifestations multiples et variées : « Il est

(1) Les agents infectieux ne sont susceptibles de se développer que chez certaines espèces ou certains individus : la morve qui atteint le cheval, l'âne, l'homme, épargne le chien et les bœufs ; la syphilis ne peut guère être inoculée qu'au singe et au porc (?) elle épargne tous les autres animaux ; ces dissemblances tiennent aux conditions physiques, chimiques et nutritives des individus et des espèces. (Voir les leçons de Bouchard, in *Revue de Médecine, 1881.)*

possible cependant, dit M. Hallopeau (1), que l'on arrive par les progrès de l'analyse à les circonscrire dans tel ou tel appareil. »

Il est difficile, en effet, de comprendre ce que serait une prédisposition, une maladie absolument générale, quand on s'est rendu compte de l'indépendance relative qui existe entre les tissus et les systèmes, de leur différenciation assez accusée pour qu'il soit possible d'affirmer que la maladie de l'un ne devient la maladie de l'autre qu'accessoirement, par contre-coup, par retentissement : le vitalisme seul peut accepter l'idée d'une maladie absolument générale et présente dans chaque élément avec la même intensité et au même degré, malgré la différence de nature et de fonctions de ces éléments.

La prédisposition morbide d'un tissu important et partout répandu fait la maladie la plus générale, retentissant le plus rapidement possible sur les autres systèmes étreints de toutes parts dans la trame des tissus généraux (nerfs, sang, lymphe, tissu conjonctif).

Les prédispositions particelles font les maladies particelles et locales : un organe en particulier ou le tissu d'un grand système affaibli seulement sur un de ses points nous donneront la maladie locale ; pour parler comme les anciens, dans les maladies du système artériel ou veineux, ce sera l'homme artériel, l'homme veineux qui sera malade ; l'hémophilie, par exemple, la plus héréditaire des maladies, se localise

(1) *Traité élémentaire de pathologie générale*, par H. Hallopeau, 1884.

dans l'appareil circulatoire ; la prédisposition aux kystes sébacés, aux verrues, aux végétations, au goître, aux polypes naso-pharyngiens, utérins, etc., reste locale, étroitement dépendante de l'organe sans qu'on puisse supposer que les autres systèmes participent aux défauts de structure et de fonctionnement d'un organe ou d'une glande prédisposés à une déviation morbide propre. De même, les malformations comme la polydactylie, l'hypospadias, l'albinisme, le bec-de-lièvre, le kyste dermoïde, etc., restent des dispositions locales qui ne peuvent en rien faire préjuger de la santé générale, et n'impliquent pas des malformations analogues dans le reste de l'économie ; or, la prédisposition morbide d'un organe ou d'un système peut être considérée comme une sorte de malformation, une défaillance de l'organisation qui rend ce système plus vulnérable, et cela n'implique point des troubles d'organisation analogues dans les autres parties de l'organisme.

Les causes spécifiques dans les maladies infectieuses imposent à tous les organismes un type morbide identique, quoique chaque individu en varie les manifestations secondaires selon sa nature propre : la rougeole ne produit que la rougeole, la variole procède de la variole.

Les causes éloignées peuvent être appelées *indifférentes*, *banales*, parce que leur action, en dernier ressort, est subordonnée aux susceptibilités particulières des organes et des systèmes : de trois personnes qui ont subi un refroidissement, l'une prendra une angine, l'autre un rhumatisme, la troisième une pneumonie ; est-ce à dire que le hasard ou la spontanéité vitale ait présidé à cette distribution ? En aucune façon ; si nous avions connu les prédispositions de chaque individu, les conditions exactes dans lesquelles s'est produit le refroidissement, le degré de celui-ci pour chaque personne ; en un mot, si nous avions eu toutes les données du problème touchant la cause provocatrice et l'organisme récepteur, il est probable que nous aurions pu d'avance annoncer le résultat ; l'ordre universel de tous ces phénomènes doit être tel que chacun des rapports dont il est l'ensemble puisse être connu par le moyen de tous les autres ; en mathématiques, on trouve le quatrième membre d'une proportion par le moyen des trois autres membres donnés.

L'action de causes spécifiques, comme les virus, les venins, etc., quoique imposant à tous les organismes un même type morbide, nous offre des variétés phénoménales individuelles par suite des conditions ignorées dans lesquelles se trouve l'organisme récepteur. Faut-il conclure à un caprice du principe vital ou à l'action inexplicable de la spontanéité vitale ? Cette solution des animistes et des vitalistes se rapprocherait de celle de météorologistes qui, s'étant trompés dans leurs calculs pour la prévision des phénomènes cosmiques, croiraient au caprice ou à la spontanéité de ces phénomènes rebelles à leurs calculs. Les phénomènes des corps vivants pour être prodigieusement complexes n'en sont pas moins aussi invariables que ceux des corps bruts, aussi indissolublement liés, par exemple, à la nature de l'élément organique qu'une réaction chimique à la nature des substances mises en présence ; on peut, en effet, comparer l'organisme vivant à ce que serait en chimie un réactif extrêmement complexe dont on ne pourrait réduire la composition en formules : si vous y jetez telles ou telles substances colorées, vous ne pouvez prévoir qu'elle sera la nuance particulière que produira le mélange ; vous savez que telle couleur mêlée à telle autre en telles proportions produit du vert, du rouge, de l'orangé ; mais si vous ne savez pas ce qui entre dans la composition du liquide où vous mélangerez ces couleurs, vous ne pourrez par cela même prédire la nuance complexe qui en résultera. Ainsi en est-il pour l'organisme vivant ; il reste toujours à faire la part des conditions inconnues, de la manière individuelle de réagir, de la formule organique spéciale de chacun, de ce que Wundt appelle le *facteur personnel*.

Ces causes indifférentes ou banales sont l'origine de phénomènes intermédiaires se plaçant entre elles et le résultat définitif produit sur l'organisme : ce sont ces anneaux de la chaîne qu'il faut suivre un à un pour se rendre un compte exact de l'effet engendré ; une cause éloignée comme une contusion, un choc électrique peut produire l'excitation ou la paralysie du nerf ; il est sûr que la cause vraiment déterminante de la paralysie ou de l'excitation, celle sans laquelle l'accident n'aurait pas existé, *id est quo incito eventus fit*, c'est-à-dire l'atteinte portée à l'élément anatomique n'a pas été la même pour la paralysie que pour l'excitation, quoique la cause éloignée reste la même dans les deux cas ; il faut donc descendre plus profondément pour trouver la cause prochaine.

L'alimentation vicieuse des enfants produit le rachitisme aussi bien que d'autres états morbides ; c'est la cause éloignée ; le même effet serait produit localement, d'après Schiff, par une cause plus prochaine qui serait la ligature des nerfs nourriciers de l'os ; la vraie cause déterminante est un trouble d'ossification sur lequel on discute encore.

On le voit, il n'y a pas de cause absolue à proprement parler, il n'existe que des phénomènes qui s'enchaînent mutuellement ; aux plus importants, nous donnons le nom de causes ; dans la série hiérarchique des causes depuis celle qui commence l'acte jusqu'à celle qui l'achève, on peut s'arrêter à une cause intermédiaire ou à une cause multiple, ou à un complexus de causes, sans que cette constatation encore incomplète perde de sa valeur ; il faut s'efforcer toujours de combler le hiatus, de reconstituer tous les termes de la phrase morbide, de nouer ensemble en les retrouvant tous les anneaux de la chaîne dont on ne tient que les deux bouts. C'est ainsi que dans la découverte des virus charbonneux, on a reconnu d'abord les propriétés virulentes du liquide ; puis allant plus loin dans les voies de l'analyse, Davaine a rattaché la puissance toxique à l'un des éléments du liquide, à la bactéridie.

Mais la plupart des processus morbides ont à leur origine un complexus de causes liées en une synthèse obscure où n'a pas pénétré le travail séparateur de l'analyse : le consensus des choses, unies dans une

réciprocité universelle, fait que chacune influe sur
toutes, et toutes sur chacune. C'est ainsi que la
mise en œuvre d'une prédisposition morbide est favo-
risée par un ensemble de phénomènes qui représen-
tent pour nous ce que nous appellerons une *rupture
d'équilibre* ; ce sera un traumatisme, un choc moral,
un changement brusque de saison, de résidence, un
refroidissement, une des phases critiques de l'évolution organique, puberté, grossesse, ménopause, etc.,
en un mot, tout ce qui modifie et interrompt brusque-
ment le mouvement organique dans son adaptation
établie avec le milieu ambiant. C'est à la faveur de
ces changements soudains, de ces secousses impré-
vues que l'harmonie des fonctions, le faisceau des
forces en équilibre est rompu par ce brusque changement de milieu : l'organisme qui doit faire face à
de nouvelles conditions de lutte subit comme un abais-
sement du taux normal de ses forces désaccordées (1)
à la faveur duquel la tendance morbide d'un organe
ou d'un système jusque-là tenue en échec tend à se
faire jour : un système nerveux fonctionnant bien
maintient les éléments organiques dans cette vie supérieure qu'ils ont acquise par une différenciation progressive ; mais la rupture d'équilibre ayant pour
résultat immédiat d'affaiblir le système nerveux, soit
directement, soit indirectement, cette dépression organique équivaut à la section du nerf, à la suite de
laquelle les cellules nerveuses, échappant à l'influence

(1) Quoique nous nous servions ici d'un langage légèrement métapho-
rique, on ne se méprendra pas sur la manière dont nous concevons les
forces de l'organisme.

du système central, reviennent à l'état embryonnaire;
c'est le retour à l'homogène, à l'indéfini, à l'indéterminé; la régression, à partir de l'hétérogène et du défini où les avait conduit une différenciation progressive:
toute rupture d'équilibre, affaiblissant d'abord les
centres supérieurs doués de plus de susceptibilité (1),
réveille dans les cellules, échappant alors on pourrait
dire à la tyrannie du système central, les tendances
indépendantes et embryonnaires primitives qu'elles
avaient perdues, par suite de leur différenciation et
de leur absorption dans une unité supérieure centra-
lisatrice : la maladie constitue donc, dans la grande
majorité des cas le retour des tissus à l'état embryonnaire, la régression vers l'indéfini, l'indifférencié à
la suite d'une rupture d'équilibre affaiblissant le pouvoir des systèmes régulateurs : l'inflammation étudiée
histologiquement nous donne une preuve de ce retour
à l'état embryonnaire ; de même, l'étude des tumeurs (2).

Pour donner quelques exemples de ces cas de rupture d'équilibre, nous citerons ces individus qui, pendant un séjour de plusieurs années en Cochinchine,
ont échappé à toute maladie ; mais à leur retour en
France, les fièvres ou la diarrhée éclatent brusque-
ment.

Un déplacement rapide du Midi au Nord, ou en

(1) Plus la vie est intense, plus elle est vulnérable; cette proposition
peut être démontrée d'une façon générale.

(2) « Un sarcome est d'autant plus grave, disent Cornil et Ranvier, que
son organisation est moins élevée. » Le sarcome, d'ailleurs, est formé
par du tissu embryonnaire pur ou subissant une des premières modifications qu'il présente pour devenir un tissu adulte.

sens inverse, a pu faire éclore un germe tuberculeux jusque-là latent : c'est aux voyages rapides, si fréquents de nos jours, que Fonssagrives rapporte un grand nombre de cas de phtisie éclatant à l'arrivée de l'individu dans une nouvelle résidence.

Les nouveaux arrivants dans une ville sont les victimes désignées de l'épidémie régnante.

Dans un autre ordre d'idées, on sait qu'à l'occasion des divers degrés de l'évolution organique, puberté, grossesse, ménopause, etc., certains processus morbides peuvent se montrer ; exemples : troubles cérébraux, hystérie, diabète, rhumatisme, cancer, etc.

De même, le traumatisme met en jeu les susceptibilités latentes, réveille les prédispositions endormies.

Toute crise que subit l'organisme sert donc d'occasion aux tendances morbides pour apparaître ; encore une fois, ce sont des tendances vers un état de vie inférieur que montrent les éléments d'un organe ou d'un système, une fois brisée l'harmonie du type physiologique (1).

Mais il peut arriver que l'organisme opprimé par l'évolution troublée et régressive d'un organe ou d'un système malade retrouve la santé dans un changement brusque, une perturbation subite des condi-

______

(1) Un refroidissement peut être la cause déterminante d'une fièvre typhoïde dont l'individu portait en lui le germe, jusque-là inoffensif, grâce à la résistance de l'organisme ; cette interprétation des dothiénentéries contractées sous l'influence du froid a été donnée par M. le professeur Lépine.

tions d'existence qui entretenaient la maladie ; les mêmes causes citées précédemment agiront en sens inverse et, à la faveur de cette rupture d'équilibre, la santé se rétablira ; le changement de climat, les phases de l'évolution organique mettent en jeu de nouveaux organes dont le mouvement physiologique dominera le mouvement pathologique des organes anciennement atteints, qui, dans ce nouveau milieu, ne trouveront plus les conditions habituelles qui entretenaient leur jeu irrégulier.

L'expression de rupture d'équilibre représente une synthèse, un complexus causal dont tous les termes devraient être analysés les uns après les autres ; mais cette analyse ne se fera qu'à la longue et peu à peu. Il est plus facile d'entendre un fait dans sa synthèse que de s'en rendre compte par l'analyse ; c'est ainsi qu'en parlant de l'influence d'un climat, on devrait faire la part de la température, du régime des vents et des eaux, de l'hygrométrie, de l'électricité, etc.; de même, l'étude d'un complexus causal doit être ramenée à l'étude de ses composants, des facteurs additionnels dont il est la somme.

DEUXIÈME PARTIE

CHAPITRE I

DES MALADIES LOCALES ET DES MALADIES GÉNÉRALES

D'après les principes exposés jusqu'ici, on comprendra qu'il nous soit difficile de prendre parti pour une formule absolue et de décider *a priori* que toute maladie est locale ou que toute maladie est générale. La maladie locale, dans le sens absolu du mot, est celle dont le processus ou l'évolution a pour théâtre un seul élément anatomique ou un groupe d'éléments ou un territoire organique sans que les autres éléments ou organes de l'économie soient troublés en rien dans leur fonctionnement.

La maladie générale est celle qui, simultanément ou successivement en raison de ses évolutions amène des perturbations dans le fonctionnement de tous les éléments anatomiques et de tous les organes.

Ces types ne se réalisent presque jamais parfaitement : il n'existe, sauf de rares exceptions, pas de maladies locales sans perturbations éloignées sur d'autres séries d'éléments ; et les maladies affectant *tous* les éléments anatomiques et *tous* les organes sont non moins exceptionnelles.

Il n'existe presque que des maladies relativement locales et relativement générales.

L'observation démontre que, dans un grand nombre de cas, la maladie a un début local et qu'elle reste, à proprement parler, locale tout en ayant un retentissement variable sur les grands systèmes de l'économie ; d'autres fois, la maladie atteint d'abord un ou plusieurs des grands systèmes, et par suite du retentissement, plus ou moins rapide, sur un grand nombre des organes pénétrés par les grands systèmes organiques, la maladie pourra être regardée comme générale, tout en faisant des réserves sur la signification absolue de ce mot.

La maladie, débutant par un groupe de cellules ou par un organe, peut rester locale, puisque nous avons démontré que la cellule et l'organe conservent dans le tout qu'ils constituent, une part d'indépendance et d'autonomie : ils peuvent donc être malades individuellement : de plus, l'embryologie nous a appris que certains organes ou systèmes se développaient et se constituaient en séries indépendantes ; par conséquent leurs déviations morphologiques restent particulières à chacun d'eux, sans que pareilles déviations se produisent sur les organes voisins indépendants du groupe atteint : nous pouvons citer le bec-de-lièvre, le sexdigitisme, le pied-bot, etc., comme des déviations morphologiques n'entraînant pas dans le reste de l'organisme des troubles parallèles : or, une prédisposition morbide locale, origine d'une maladie locale, peut être regardée comme dérivant d'une malformation morphologique se rattachant à un seul système : la maladie commence par ce point faible, elle est d'abord locale et elle peut rester telle : mais en raison de la solidarité étroite qui unit entre elles les différentes parties, les troubles de l'une d'entre elles retentiront sur les autres, et la maladie, au début locale, se généralisera plus ou moins rapidement : la corrélation des organes est même si intime que, le plus souvent, la maladie apparaîtra réalisée, la généralisation accomplie, avant qu'on ait pu la saisir dans son point de départ et dans les différents stades de sa marche envahissante.

Ce sera précisément dans les maladies frappant les grands systèmes (nerveux, sanguin, lymphatique), que le point de départ sera malaisé à saisir ; la maladie apparaîtra toute généralisée en raison de l'étendue et de l'importance de ces grands systèmes qui font ressentir à tous les organes le contre coup de leur état : nous pourrons dire alors que la maladie est générale, quoique tous les organes ne soient pas pris et qu'on puisse assigner quelquefois à cette maladie générale une localisation définie ou du moins un siège d'intensité maximum sur un système en particulier : c'est ainsi que la plupart des accidents de la scrofule peuvent être rapportés au développement exagéré du système lymphatique et à l'activité anormale de ses fonctions : néanmoins, les maladies de cet ordre seront appelées générales à cause de leur grande étendue, quoiqu'on ne puisse jamais ou presque jamais prendre ce mot dans un sens absolu.

CHAPITRE II

DES MALADIES LOCALES

Dans une première classe de maladies locales, on peut faire rentrer celles qui n'ont pas un retentissement appréciable sur les grands systèmes organiques; et dans une deuxième classe, celles qui, bien que localisées, soulèvent des troubles variables dans le reste de l'économie, troubles qui sont sous la dépendance du processus local qui les a provoqués et les entretient.

Dans la première classe, nous citerons les verrues, les végétations, la grenouillette, les kystes sébacés, les polypes naso-pharyngiens, l'hydrocèle, etc.

Dans la deuxième classe, prendront rang les maladies infectieuses locales, les maladies parasitaires, comme le favus, l'herpès, la gale, etc., certaines variétés de métrite, de phlegmons, de dyspepsie, etc. ; la hernie qui, étranglée, tient sous sa dépendance des symptômes généraux dont la gravité s'éteint quand l'étranglement est levé.

Nous allons dire d'abord quelques mots de la première classe.

Les maladies de la première classe sont locales et le plus souvent demeurent telles sans qu'il soit possible d'apprécier leur retentissement sur l'économie : il est certain qu'elles continuent à être en rapport avec les tissus ambiants et qu'elles doivent de quelque manière leur envoyer des impressions différentes de celles propagées pendant leur état normal. « Un isolement complet, dit Virchow, tel que la chose vive comme sur une île ne se rencontre nulle part dans l'organisme. » Nous savons que la chute d'une feuille, que le vol d'un oiseau déplacent le centre de gravité de la terre : de même le plus léger processus morbide se passant dans une cellule ou un petit groupe de cellules peut influencer tout l'organisme en entraînant des modifications insaisissables, qui restent sans importance réelle et appréciable ; mais à tenir compte de telles nuances, il ne serait plus possible d'établir aucune classification et aucune loi.

De ces maladies strictement locales, nous passerons à celles qui, tout en restant locales primitivement, arrivent souvent à un retentissement plus ou moins général et prolongé sur les grands systèmes.

Et d'abord, la maladie locale peut s'étendre aux tissus voisins par continuité ou par contiguïté : ainsi pour la lymphangite, le phlegmon, la métrite, etc., à un moment donné, par suite de l'extension du processus, ou de l'accroissement intrinsèque de sa gravité, il se produit un processus général retentissant dans les grands systèmes : la fièvre est une des expressions les plus nettes de la généralisation d'un processus morbide. Les modalités de la production de la fièvre ont été entrevues de bien des manières : qu'il s'agisse de la pénétration dans le sang de matières dites pyrogènes, ou bien d'un trouble dans l'innervation vaso-motrice et calorifique, ou encore de ces deux processus réunis et combinés, toujours est-il que la fièvre est l'indice de l'extension de la maladie locale débordant les points primitivement envahis et entraînant l'organisme entier dans le mouvement morbide.

Un système nerveux susceptible et facilement excitable est un agent efficace de généralisation vis-à-vis d'un processus local : par l'intermédiaire des nerfs centripètes et des centres, un trouble local insignifiant peut retentir sur les fonctions psychiques, les mouvements, la sensibilité, la nutrition : si vaste que soit le retentissement, il ne faudra pas oublier dans ces cas qu'il part d'un processus local et que celui-ci arrêté, tout peut s'apaiser : ainsi en est-il pour la hernie étranglée, la fissure de l'anus chez la femme, les convulsions chez les enfants, etc. La généralisation pourra se faire suivant les lois des réflexes posées par Pflüger : 1° loi de la localisation ; 2° loi de l'irradiation ; 3° loi de la coordination, et on peut ajouter avec M. Richet (1) loi de l'ébranle-

(1) *Physiologie des nerfs et des muscles*, par Richet, 1882.

ment prolongé, c'est-à-dire que l'ébranlement du
système nerveux pourra continuer, alors que la cause
incitatrice aura été supprimée ; comme le fait remarquer M. Richet, c'est le renversement du vieil adage:
sublatâ causâ, tollitus effectus.

Ces irradiations dans le système nerveux se font
à la manière de rayons de plus en plus grands, s'éten-
dant, à partir du processus local pris comme centre,
et embrassant bientôt tout l'organisme dans leur
trajet toujours agrandi.

Tous les centres nerveux, depuis l'encéphale
jusqu'aux ganglions périphériques, peuvent, sous
l'influence d'excitations centripètes, devenir le point
de départ d'excitations centrifuges qui donnent lieu à
des contractions musculaires, à des paralysies, à des
troubles de sécrétion ou de nutrition.

Les réflexes *cérébraux* attirent peu l'attention,
car les actes auxquels ils donnent lieu sont le plus
souvent considérés comme volontaires. Les réflexes
bulbaires peuvent se traduire par des convulsions,
des troubles vaso-moteurs de toute espèce : l'excitation peut partir d'un viscère, tel l'intestin irrité par
les helminthes ou par un processus phlegmasique
quelconque. Les réflexes *spinaux* s'éxagèrent quand
la moelle ou une de ses parties se trouve soustraite
à l'action modératrice des centres supérieurs: leur
rôle est grand dans l'hystérie.

Les réflexes *ganglionnaires*, quand l'irritation ne
dépassera pas ce point limite, donneront lieu à des
troubles vaso-moteurs de peu d'étendue, d'un caractère régional.

Les irritations viscérales ont habituellement sur l'axe cérébro-spinal plus de retentissement que les irritations périphériques, suites de traumatismes : plus les territoires organiques sont riches en expansions nerveuses, plus la généralisation du processus morbide sera facile : c'est ainsi que, dans les irritations provenant d'affections abdominales, de l'ovaire, de l'utérus, du gros intestin, des reins, des centres médullaires des nerfs de ces organes, l'irradiation douloureuse se fait d'abord sur les cellules d'origine des nerfs abdominaux, puis sur les foyers cellulaires des branches du plexus sacré et du sciatique, de là les névralgies lombo-abdominales crurales, sciatiques, etc., consécutives aux inflammations utérines et péri-utérines ; dans l'irritation d'origine gastrique, le retentissement se fait en premier lieu sur les nerfs intercostaux, en particulier sur les quatrième, cinquième, sixième nerfs du côté gauche ; dans les irritations d'origine hépatique, c'est aussi sur les nerfs intercostaux que porte la diffusion douloureuse ; de là, elle peut gagner les nerfs du plexus brachial droit : après ces premières étapes, il peut y avoir des modifications qui exaltent l'excitabilité des éléments médullaires et le processus réflexe peut gagner une étendue plus ou moins grande du névraxe ; les troubles psychiques sont de véritables réflexes cérébraux intéressants surtout à étudier chez la femme à propos des troubles hystériformes qui accompagnent chez elle les affections abdominales particulièrement.

Ces troubles réflexes plus fréquents dans les sys-

tèmes nerveux irritables, se rencontrent principalement chez la femme, chez l'enfant (1) et souvent
chez l'homme adulte dont le système nerveux a été
modifié par une intoxication lente, alcool, plomb, ou
par une maladie de longue durée, anémie, phtisie,
etc. (Voir les *Cliniques* de Peter.)

Ces troubles nerveux réflexes peuvent se manifester sous la forme de paralysie au lieu de prendre
la forme de l'excitabilité : on en trouvera de nombreux exemples dans la *Revue de médecine* de 1879.
(*Lésions du système nerveux central d'origine péri-
phérique*, par Talamon.)

Les réflexes jouent donc un rôle considérable en
pathologie (2) : ils *universalisent* un processus qui
pouvait être local au début, et le font retentir sur
toutes les fonctions.

L'importance de ce processus de généralisation
croîtra avec la susceptibilité du système nerveux ;
ainsi chez la femme et chez l'enfant, éveil rapide des
réflexes à propos de la moindre irritation locale :
chez l'enfant surtout, accélération facile du pouls,
élévation brusque de la température sous l'incitation
de causes presque insaisissables ; enfin, chez la
femme et chez l'enfant, explosion fréquente de symptômes bruyants en désaccord paradoxal avec la cause
qui les a provoqués, avec l'incident local et limité
dont la suppression fait dans la grande majorité des

(1) *Des points douloureux réflexes dans l'entéro-colite chronique
des enfants*, par Crouzet. Th. Paris, 1879.

(2) Hallopeau et Neumann, *Contribution à l'étude des inflammations
réflexes (Comptes rendus de la Société de Biologie)*, 1878.

cas disparaître les symptômes généraux qu'il ordonnait.

Chez le vieillard (1), toute cette énergie réflexe est tombée : un système nerveux émoussé pourra ne rien traduire au dehors des plus graves périls ; la pneumonie peut évoluer chez lui sans fièvre ou presque sans fièvre, sans toux, sans point de côté : est-ce à dire qu'il n'y ait pas généralisation dans les grands systèmes des processus morbides locaux développés ?

Il faudrait se garder de le croire : le retentissement sur les grands systèmes n'est pas nécessairement bruyant : il peut se produire, et il semble se produire en effet chez le vieillard un retentissement inhibitoire, enrayant les actes nerveux et pouvant amener l'hyposthénisation, la suspension des fonctions et la mort. Ces phénomènes d'inhibition traduisent sur l'économie un retentissement aussi réel que ceux de dynamogénie.

Mêmes particularités dans un grand nombre d'affections chez le nègre ; pas de fièvre traumatique chez lui après les grandes opérations ; pas de péritonisme après qu'il s'est ouvert le ventre pour essayer la vertu de son *grigri* ; chez lui, la pneumonie présente la même marche insidieuse que chez le vieillard ; il a à peine de la fièvre, à peine de l'oppression, mais, malgré le peu d'éclat des symptômes, il meurt souvent inopinément. Chez le nègre, par conséquent, il est des cas où, par une moindre susceptibilité du

____

(1) Charcot, *Leçons sur les maladies des vieillards*, 1868.

système nerveux, par une centralisation moins complète, semble-t-il que chez le blanc, la maladie reste plus particulièrement locale ; dans d'autres cas, malgré des symptômes peu bruyants, il n'en faut pas moins reconnaître un retentissement réel sur les centres, une action inhibitoire.

Nous pouvons saisir sur le fait le point de départ local de certaines maladies quand nous arrivons à déterminer nettement leur cause prochaine ; c'est ainsi que l'alcool provoque la cirrhose du foie tout autant par son action immédiate sur la glande que par la viciation qu'il fait subir au sang, apportant désormais au foie des éléments nutritifs altérés.

Virchow publiait dernièrement un cas d'hépatite provoqué par l'abus du poivre. Les condiments excitants, en général, arrivant directement au foie par les ramifications de la veine porte, causent dans cet organe des troubles avant tout locaux ; le sang, comme il le fait d'ailleurs pour le plus grand nombre des substances alimentaires ou médicamenteuses, joue le rôle de véhicule, de vecteur indifférent, présentant aux différents organes ces substances, qu'ils acceptent ou rejettent, suivant les lois particulières de leurs affinités. N'en est-il pas ainsi pour les médicaments dont on a pu déterminer l'action : curare, ergotine, strychnine, belladone, etc., ils agissent localement, c'est-à-dire lorsqu'ils arrivent en contact avec l'organe ou le tissu prédisposé à leur action ; ils ne produisent pas de modification dans le prétendu état général, mais bien des modifications déterminées dans le tissu nerveux, musculaire ou autre, et même dans tel nerf en particulier, dans telle partie du système musculaire entrepris par eux. Saisir la cause d'une maladie c'est, dans un grand nombre de cas, saisir son point de départ, c'est à quoi nous devons viser ; on augmente dès lors les chances que l'on a de l'arrêter en l'atteignant avant sa diffusion et sa généralisation.

Les maladies, comme la cirrhose du foie, la néphrite ; les affections du tube digestif : dyspepsie, gastrite, entérite (1), etc., sont souvent dues à des causes locales et restent maladies locales tout en présentant un retentissement variable sur l'organisme. Non seulement, comme nous l'avons vu jusqu'à présent, il peut y avoir retentissement général par de la fièvre ou des troubles nerveux réflexes, mais une élaboration défectueuse des aliments, quand il s'agit d'affections du tube digestif ; un fonctionnement mauvais de toutes manières, quand il s'agit d'affections portant sur des glandes, comme le rein, le foie, tous ces processus spéciaux entraînent des troubles chimiques moléculaires en rapport avec leur

(1) M. A Chauffard vient de publier, dans la *Revue de Médecine* du 10 janvier 1885, quelques observations d'ictère catarrhal tendant à faire rentrer cette affection dans les maladies générales ; il invoque, pour justifier son opinion, une intoxication possible de l'organisme par les alcaloïdes intestinaux ou par les ptomaïnes qui se trouvent dans le tube digestif ; l'ictère grave serait une intoxication maximum dont l'ictère catarrhal ne serait que l'ébauche. Cette tendance à voir partout des intoxications grandit chaque jour ; alors même qu'elle serait justifiée pour l'ictère catarrhal en particulier, nous croyons qu'il faudrait maintenir dans une autre catégorie l'ictère catarrhal dérivant de causes locales ; on en viendra à un travail séparatif analogue à celui qui s'établit maintenant dans la classe des pneumonies.

fonction propre, d'où résulte une anémie symptomatique fréquente, dans la néphrite, la dyspepsie, l'entérite, etc., et d'autres troubles humoraux plus variables et plus complexes.

Signalons encore, parmi les maladies locales, la classe des phlegmasies *a frigore* : pneumonie, angine, zona, névralgie, etc. Il faut, bien entendu, une prédisposition spéciale de l'organe. Dans quelques cas, l'action du froid n'a pas agi localement, mais a frappé l'organisme entier. On peut, en effet, admettre à l'origine de la phlegmasie *a frigore* une atteinte générale de l'organisme par le froid ; mais cet organisme n'a pas fléchi, il a réagi normalement, excepté en l'une de ses parties plus faible, prédisposée si l'on veut, où le froid, cause perturbatrice, a marqué une empreinte plus profonde et fait naître une phlegmasie ; le froid agit là à la façon d'un traumatisme frappant une large surface, mais ne provoquant de réaction pathogénique que sur quelques points plus faibles, prédisposés par leur faiblesse, tandis que les autres parties reprennent bientôt leur état normal. En définitive, c'est toujours une action locale et une maladie locale.

L'état général, engendré par un état local, réagit à son tour sur lui et l'entretient : fièvre, troubles nerveux, troubles humoraux retentissent sur l'organe malade qui les a produits, et le processus morbide s'enferme en un cercle vicieux que la thérapeutique doit rompre en s'adressant à l'état local ordonnateur du mouvement morbide. Mais il est des cas où les troubles généraux, une fois engendrés se constituent à partir et semblent devenir indépendants de la maladie locale qui leur a donné naissance : ainsi, pour l'hystérie, la névropathie persistant après une métrite guérie ; il faut alors s'adresser directement à eux. Il en est de ces cas comme des phlegmasies *a frigore ;* la cause, qui est le froid, a cessé d'agir, mais les phénomènes qu'elle a provoqués continuent. Dans le plus grand nombre des cas, cependant, quand il s'agit d'un état local organique, promoteur reconnu des troubles généraux, c'est lui qu'on doit viser et non frapper à côté ; si l'on veut soulever un obstacle avec un levier, par exemple une pierre, ce n'est pas à côté de l'obstacle, mais à l'obstacle même qu'il faut appliquer le levier.

CHAPITRE III

DES TUMEURS

L'étude des tumeurs entraîne des questions de classification qu'il serait trop long de démêler ici, la vieille classification empirique de tumeurs bénignes et de tumeurs malignes, quoique ébranlée à chaque instant par l'histologie et par la clinique, reste encore debout, mais ne représente plus qu'un cadre provisoire, insuffisant, trop étroit ; on tend aujourd'hui à abaisser

la barrière qui sépare ces deux formes, et l'étude his-
tologique de la question provoque des remaniements
incessants de nosographie ; nous nous garderons de
nous aventurer sur un terrain aussi difficile. Il nous
suffira de dire qu'en parlant de cancer, nous pren-
drons ce mot comme terme générique, désignant les
tumeurs malignes, tendant à la généralisation et ré-
cidivant quand elles ont été enlevées : au carcinome
ou cancer proprement dit, nous joignons donc le
sarcome, l'épithéliome, le lymphadénome, etc. Les autres néoplasmes rentreront dans les tumeurs bénignes.

Le développpement du cancer est un processus, à
propos duquel se pose la question de la localisation
et de la généralisation.

Le rôle très important que joue le traumatisme,
l'irritation locale dans son apparition, a décidé
plus d'un observateur à faire du cancer une maladie avant tout locale ; ainsi l'ont considéré Vel-
peau, Virchow, Rindfleisch, Gull et tant d'autres ;
le cancer, en effet, peut se développer, à la suite
d'une affection locale quelconque entretenant un
processus irritatif prolongé.

Des verrues même congénitales, des loupes, des
condylomes, après avoir existé pendant des années
sans subir aucune modification, peuvent s'indurer et
prendre le caractère d'un néoplasme cancéreux ; le
plus souvent ce sera à la suite d'une irritation un peu
vive, un coup violent sur une loupe du cuir che-
velu, une cautérisation d'une plaque d'acné sébacée
partielle, une ulcération de la langue et des lèvres
(plaques des fumeurs). Ces différentes lésions, silen-

cieuses pendant de longues années, vont se transformer en épithéliomes ; il en sera de même pour les condylomes vénériens consécutifs à la blennorrhagie ou à la leucorrhée ; de même pour l'eczéma chronique de l'aréole, pour les cicatrices de brûlure qui pourront subir une transformation carcinomateuse.

Virchow, nous l'avons dit, a particulièrement insisté sur l'influence des causes irritatives de toutes sortes qui sollicitent le développement des tumeurs, et aujourd'hui on tend à leur faire une grande part, alors même que la prédisposition au cancer est admise comme nécessaire, il faut faire une large place aux causes occasionnelles. Cependant, on voit souvent les néoplasmes survenir sans aucune provocation apparente ; c'est ainsi, par exemple, que le cancer utérin peut se développer chez les vierges. Les émotions morales ont paru provoquer ou favoriser la production du carcinome, mais on ne sait rien de positif à cet égard.

Toujours est-il que la prédisposition paraît locale bien plutôt que générale : l'influence des irritations nettement localisées est un premier argument en faveur de cette opinion : rappelons encore le cancer des ramoneurs par irritation du scrotum par la suie ; le cancer du testicule retenu à l'anneau inguinal, celui de l'ovaire contenu dans une hernie ; puis l'œil atteint par une blessure, les cicatrices, les surfaces de vésicatoire, l'utérus affaibli par un grand nombre de couches, l'estomac, le foie irrité par les excès chez les gros mangeurs et les buveurs, etc., toutes ces parties peuvent être le point de départ de l'évolution cancéreuse. Faisons intervenir encore l'hypothèse de Conheim, qui reconnaît comme cause première de toute tumeur un trouble dans l'organisation embryonnaire: d'après cet auteur, un groupe d'éléments embryonnaires ne participerait pas à l'évolution d'un tissu ; il resterait latent jusqu'au moment où sous une influence le plus souvent indéterminée, ces éléments donneraient lieu à la formation d'une tumeur ; il y aurait là *hétérochronie* (1). Beaucoup d'exemples peuvent être donnés à l'appui de cette hypothèse : nous citerons entre autres les enchondromes des os, par gisement de tissu cartilagineux embryonnaire, enchondromes de la parotide (provenant de fragments de cartilage de Meckel), etc. ; l'inclusion du tissu embryonnaire peut encore être invoquée pour le cancer de l'estomac, affectant le plus souvent les points où son épithélium se continue avec celui de l'œsophage et de l'intestin; mêmes remarques à propos du cancer du col utérin, du rectum, et pour plusieurs autres organes. Enfin, dernièrement, M. Pollosson, chirurgien-major désigné de l'Hôtel-Dieu de Lyon, rapportait dans le *Lyon Médical* (sept. 1884) des exemples confirmatifs de cette théorie.

On le voit, dans ces cas divers, il paraît s'agir de prédispositions locales et non d'une diathèse imaginaire, ou d'une prédisposition générale insaisissable, et partout présente et identique en tous les tissus, malgré leur différenciation et leur individualité. La première tumeur développée en raison de cette pré-

---

(1) C'est-à-dire évolution d'un fragment de tissu resté embryonnaire dans l'intérieur d'un tissu adulte.

disposition, purement locale, engendre directement les tumeurs secondaires: les éléments de la tumeur pénètrent dans la cavité des vaisseaux sanguins ou lymphatiques situés dans sa masse ou à sa périphérie ; de là, ils sont transportés dans différents organes où ils provoquent des néoplasmes secondaires à structure identique à celle de la tumeur initiale (on a cité pourtant des cas où la tumeur secondaire différait du néoplasme primitif). Après le transport d'un fragment de néoplasme, on peut se rendre compte d'un autre mode de propagation effectuée par les cellules lymphatiques qui abordent le néoplasme, prennent la marque de cellules épithéliales et sont entraînées dans une évolution d'imitation ; désormais ces cellules vont se transformer en cellules épithéliales, en propageant ce tissu néoplasique dans les différents points de l'économie où elles se fixeront ultérieurement.

Le mode de propagation et de généralisation du cancer est loin d'être connu complètement. La théorie d'une dyscrasie secondaire par Virchow et Broca nous apprend peu de choses : elle tient compte d'une prédisposition possible de quelques organes et tissus de l'économie, et elle montre l'influence propre de la tumeur, laquelle, comme l'a dit Virchow, détermine un apport constant des éléments et des sucs, cause de dyscrasie ou d'infection : on ne peut guère préciser quels sont ces éléments ou ces sucs : cellules lymphatiques transformées, fragments de néoplasmes, sucs d'une nature indéterminée. Leur rôle n'en est pas moins capital ; nous pourrons en donner un exemple emprunté aux archives de Virchow. Un carcinome primitif du foie se développa chez une femme en état de grossesse. Cette femme meurt et, à l'autopsie, on trouva chez le fœtus des noyaux de carcinome dans le corps thyroïde, le péritoine, le thymus, etc. Les éléments spécifiques ont donc traversé le placenta et généralisé la tumeur. Nous concluons que les cellules lymphatiques, les sucs, les fragments détachés de néoplasme ont un rôle divers et variable dans la propagation du cancer.

La quantité d'éléments cellullaires que renferme la tumeur, sa vascularité, sa tendance à envahir les parties voisines et à se multiplier ont une grande influence au point de vue de sa généralisation. C'est ainsi que dans l'épithéliome intra-canaliculaire il n'y a pas de généralisation tant que la membrane d'enveloppe de la tumeur reste intacte. Peu à peu, elle subit une sorte d'éraillure sous la poussée des cellules devenant toujours plus nombreuses et qui, s'épandant alors au dehors, arrivent aux ganglions : il ne s'agit plus alors d'épithéliome, mais de carcinome. Quand l'épithéliome intra-canaliculaire est enlevé avant qu'il ait rompu sa membrane d'enveloppe, la guérison a généralement lieu ; mais quand la généralisation a commencé, on n'est guère autorisé à l'espérance.

La forme encéphaloïde des néoplasmes a une marche rapide et une généralisation presque fatale.

Le squirrhe présente dans sa marche de nombreuses variétés : sous sa forme atrophique, chez les vieilles femmes, il peut durer six, huit, et même dix ans.

Le cancer mélanique, quoique se généralisant fréquemment, a donné, après une extirpation hâtive, des guérisons durables.

Les formes colloïde, ostéoïde, fasciculée, présentent d'assez grandes variétés dans leur marche.

Toujours est-il que l'opération faite avant l'envahissement des ganglions donne de plus grandes chances de réussite que faite après. L'ablation des ganglions, quand ils sont envahis, est préférable, mais il est difficile de faire une ablation complète. Des ganglions, presque imperceptibles au toucher, quand ils ont été examinés au microscope, ont été reconnus comme renfermant des cellules spécifiques. En un mot, l'opération doit être faite avant que la généralisation soit commencée, ce qui sera toujours difficile. Si elle est faite en temps opportun, la marche de la maladie peut être définitivement enrayée. Si les ganglions sont pris, mais que l'état général soit encore bon, on peut opérer : en supprimant la tumeur qui est une source d'infection, on peut espérer de retarder la marche de la maladie, sinon d'amener la guérison ; mais il faut toujours compter avec les désordres entraînés par le traumatisme opératoire, l'auto-inoculation d'éléments spécifiques par les vaisseaux déchirés et béants, l'épuisement nerveux, le réveil d'une maladie latente, ainsi que le fait a été remarqué si souvent (1). Enfin, dans la plupart de

(1) Verneuil, *Le traumatisme et les propathies (Revue mensuelle,* 1879), et *Encyclopédie de chirurgie.* Paris, 1883, t. I.

ces cas,il faut prendre ses inspirations à la fois dans l'état local et dans l'état général.

Les tumeurs bénignes constituent des affections locales qui restent locales, ne se généralisent pas : nous citerons les fibromes, les lipomes, les myxomes, les névromes, les gliomes, etc. ; leur bénignité tient à leur nature, à leur rapport avec les tissus ambiants, à l'âge du sujet et à d'autres conditions encore mal déterminées.

Qu'il s'agisse de tumeurs malignes ou bénignes, la prédisposition est locale, c'est-à-dire immanente à la structure de l'organe ou du tissu ; dans certains cas, les limites de cette prédisposition dépassent celles d'un organe en particulier : elle peut appartenir à tout un tissu ; c'est ainsi qu'avec Rindfleisch et Lancereaux, en partageant les tumeurs en deux grandes classes, suivant que le tissu générateur provient du feuillet moyen ou des feuillets externe et interne de l'embryon, nous admettrons que la prédisposition est dans quelques cas immanente à un feuillet blastodermique tout entier.

Ce qui montre bien que la prédisposition dans beaucoup de cas est strictement locale, c'est la coïncidence de tumeurs de nature différente en plusieurs points de l'organisme : chez une malade, le lipome coïncidait avec le cancer ; chez d'autres, le cancer du sein existait avec des myomes utérins ou un kyste de l'ovaire ; chaque organe fait sa maladie, en vertu de ses prédispositions spéciales.

M. Verneuil, en proposant sa diathèse néoplasique nous ramène, qu'il le veuille ou non, à la conception vitaliste de la diathèse (1) : il nous est impossible de concevoir ce que peut être cette diathèse univoque et omniprésente aboutissant aux tumeurs les plus différentes sans être conditionnée par le substratum particulier de chaque tissu ; et si c'est l'aptitude spéciale du tissu qui fait la tumeur, lipome ici, fibrome là, épithéliome plus loin, nous ne voyons pas pourquoi on superposerait aux tissus et aux organes une diathèse univoque aboutissant cependant à des actes aussi divers et aussi étroitement dépendants de la structure différenciée et individuelle de chaque organe ou de chaque tissu.

Nous maintenons donc la nature locale de la prédisposition et de la formation des tumeurs : les tumeurs malignes, avec leurs tendances à la génération et à la multiplication, ne tardent pas à revêtir les allures d'une maladie générale, et perdent bientôt la qualification de maladies locales.

CHAPITRE IV

DES MALADIES CONTAGIEUSES LOCALES

Ce groupe de maladies a été dénommé encore maladies infectieuses locales, mais le mot d'infection

---

(1) La diathèse néoplasique, par Verneuil, in *Revue scientifique* du 30 août 1884.

nous paraît impliquer plutôt un processus général, la pénétration et le développement d'emblée dans le milieu organique d'un principe morbifique spécial : par maladies contagieuses ou spécifiques locales, nous entendons les affections dues à la présence locale d'un microbe, virus ou principe spécifique quelconque dans un organe ou un tissu qui lui sert comme de lieu de culture ou de développement; sans doute, il ne s'agit presque jamais de maladies absolument locales, mais nous avons déjà dit qu'à exagérer le sens de ce mot, on ne pourrait plus poser les bases d'une classification quelconque, aucune maladie ne pouvant être ni absolument locale ni absolument générale.

Dans la maladie spécifique locale, les microbes (cette cause spécifique pouvant être admise aujourd'hui comme la plus commune), les microbes ne frappent qu'un point, c'est-à-dire l'organe ou le tissu prédisposé : si, plus tard, d'autres points sont atteints, on aura ce qu'on pourrait appeler une infection *a posteriori*, une infection secondaire ; au contraire, quand la maladie infectieuse évolue d'emblée dans le milieu sanguin, lymphatique ou autres tissus généraux favorables, on a une infection *a priori*, une maladie générale d'emblée avec manifestations localisées secondaires.

M. le professeur Mayet, dans son cours de pathologie générale a exposé la doctrine des contagions locales avec infection générale secondaire possible : dernièrement cette thèse a été reprise par M. Héricourt dans la *Revue scientifique* du 15 nov. 1884.

Il établit une distinction entre les microbes évoluant dans l'organisme entier et ceux qui restent à la surface des tissus sans les pénétrer, ne produisant qu'un trouble local avec des symptômes généraux bornés généralement à de la fièvre.

M. Héricourt cite comme exemples de ces maladies contagieuses locales : la pneumonie, la coqueluche, la dysenterie, la blennorhagie, la stomatite ulcéreuse, le muguet, le goître, la fièvre des foins.

Faisons tout de suite nos réserves pour la pneumonie qui, dans les cas où elle est parasitaire, doit être rangée parmi les maladies générales : quant à la fièvre des foins qui paraît due à l'action du pollen de certaines fleurs, il y a lieu de la distraire des maladies causées par un organite spécifique transmissible.

A propos de l'étude de M. Héricourt, nous ne nous étendrons pas sur le rôle qu'il fait jouer aux microbes : ces questions sont très complexes et très discutables, disons seulement que cette classification proposée par M. le professeur Mayet et reprise par M. Héricourt peut être acceptée : c'est sur elle que s'appuie encore M. Hallopeau (1) ; selon lui, le chancre mou, la pourriture d'hôpital, le phagédénisme, les boutons exotiques, la coqueluche, la stomatite ulcéro-membraneuse demeurent maladies locales. Ces maladies infectieuses peuvent donner lieu, dans certains cas, à des troubles de la santé générale, mais ceux-ci n'ont rien de spécifique ; ils résultent soit de la péné-

(1) *Traité élémentaire de pathologie générale*, par Hallopeau, 1884.

tration dans le sang d'agents pyrétogènes (fièvre),
soit de troubles provoqués à distance dans les fonctions
des centres nerveux, soit de la déperdition des ma-
tériaux organiques qu'entraine l'affection spécifique,
soit d'effets purement mécaniques (tels sont les vo-
missements et les hémorrhagies dans la coqueluche).

Les localisations multiples concomitantes ou consécutives résultent soit d'inoculations secondaires,
soit du transport de l'agent infectieux ou de particules
organiques non spécifiques par les lymphatiques ou
par les veines en d'autres organes où ils déterminent
secondairement des lésions semblables ou non à celles
qui caractérisent l'affection initiale : il en est ainsi
pour la gangrène, pour les bubons consécutifs au
chancre simple ; dans la dysenterie, des embolies
qui peuvent ne pas être spécifiques seront quelquefois la cause d'abcès du foie. De même la blennorrhagie est une maladie locale susceptible d'affecter des
organes très éloignés de la région primitivement
atteinte ; nous ne parlons pas de l'orchite ni des
ophtalmies, mais des arthropathies, dans le liquide
desquelles, venant à l'appui de l'interprétation for-
mulée par M. Bouchard, les recherches de Pétrone
auraient fait découvrir des micrococcus.

Parmi les maladies spécifiques reconnues comme
locales, la dysenterie est une de celles qui conduit
souvent à une infection générale secondaire dans
certaines conditions. Dans les pays chauds, particulièrement autour de l'équateur, dans toute la zone
des climats torrides, elle se montre épidémique et
fait de nombreuses victimes. Tandis qu'en Algérie

elle donne 2 décès pour 1,000 hommes, elle forme au Sénégal le 1/3 de la mortalité. La cause de la dysenterie étant rapportée à la fermentation de débris animaux mélangés à l'eau des marais, il se pourrait que ce virus ou ce microbe eût dans les pays chauds une vitalité plus grande qui rendît sa multiplication plus rapide et ses effets plus violents ; il en est ainsi pour les bactéridies du sang charbonneux et pour plusieurs microbes dont les effets sont atténués par le refroidissement ou par d'autres procédés ; pour le choléra des poules, l'atténuation de l'agent infectieux limite ses effets en un seul point de l'organisme inoculé.

Parmi les maladies primitivement localisées et qui se généralisent ensuite, nous citerons en première ligne la diphtérie. L'affection spécifique est d'abord limitée à l'isthme du gosier ou du pharynx ; elle se propage de proche en proche aux régions voisines, gagne par les lymphatiques les ganglions correspondants et peut se transporter à d'autres muqueuses, puis surviennent des phénomènes généraux, albuminurie, troubles de l'innervation, etc. ; l'agent infectieux primitivement localisé a envahi tout l'organisme. Je n'ignore pas qu'on peut faire aussi de la diphtérie une maladie infectieuse générale d'emblée, mais cette dernière interprétation rendrait peut-être un compte moins exact des faits observés (1) ; elle n'expliquerait pas le rôle joué comme causes prédis-

---

(1) Nous ne tranchons cependant pas la question ; l'état actuel de la science à cet égard ne le permet pas.

posantes par les angines antérieures, par la scarlatine, affections qui préparent la porte d'entrée à la
diphtérie ; le microbe (1) ou l'agent de contage, quel
qu'il soit, trouve là une porte d'entrée et un lieu de
culture et sa diffusion se fait dans l'économie en raison de la quantité introduite, de sa multiplication
facile, du défaut de résistance de l'organisme ou
autres causes contingentes. Dans certains pays, en
Suisse, par exemple, la diphtérie dans beaucoup de
cas ne dépasse guère son point de localisation primitive, elle ne se généralise pas ; aussi la mortalité
était-elle très faible. A Paris et à Lyon, au contraire,
la généralisation fréquente et rapide de la maladie
fait monter le taux de la mortalité à un degré
effrayant, qui a pu atteindre 80 à 90 p. 100.

D'après les derniers travaux faits sur la question,
on sait que les paralysies diphtéritiques tiennent à
une périnévrite nodulaire propagée à la manière des
névrites ascendantes ; il n'y a donc pas lieu de les
attribuer à un état général indéterminé. La thèse de
la diphtérie, comme maladie locale, peut donc être
soutenue ; mais, disons tout de suite que dans ces
questions de pathogénie, il est malaisé d'entraîner la
conviction dans un sens ou dans l'autre, quand on
voit combien facilement on peut retourner une question : des arguments décisifs seront toujours difficiles
à produire.

La considération de la diphtérie comme état local
peut ne pas modifier les idées au sujet du traitement

(1) Voir les recherches de Talamon. *Bulletin de la Société anatomique*, 1881. Voir aussi Duclaux : *Ferments et maladies.*

local : l'agent contagieux, quoique contenu dans la fausse membrane, a déjà pénétré en partie dans les liquides organiques au moment où celle-ci est formée ; il pourra cependant ne pas paraître indifférent de s'opposer à la pénétration d'une quantité plus grande d'organites spécifiques. Aussi, le traitement local vise à l'ablation ou à la dissolution de la fausse membrane ; mais il est établi aujourd'hui que, loin d'éviter des inoculations consécutives, les cautérisations entreprises sur le foyer membraneux favorisent ces auto-inoculations par suite de la déchirure de la muqueuse dont les vaisseaux béants sont ainsi plus aptes à l'absorption des germes que la cautérisation et la déchirure de la fausse membrane mettent en mouvement ; de plus, l'inflammation que vous exaspérez tend à étendre les limites du foyer envahi. Ainsi, loin de nous encourager au traitement local, la conception de la diphtérie comme maladie primitivement localisée, doit plutôt nous détourner de toute action immédiate sur les points malades ; la cautérisation est aujourd'hui abandonnée par tous les praticiens (1).

Pour donner encore un exemple d'une maladie infectieuse locale avec généralisation secondaire possible, nous citerons la pustule charbonneuse.

Le charbon symptomatique ou bactérien se caractérise chez l'homme par la pustule maligne. A partir du point inoculé, les observateurs ont pu suivre la diffussion progressive de la bactérie dans l'organisme

(1) Voir les *Cliniques* de Dujardin-Baumetz.

et les accidents s'aggravant proportionnellement à
cette diffusion. Au début, l'irritation de la peau ne
s'étend pas au delà d'un rayon de quelques centi-
mètres ; puis, de la vingt-quatrième à la quarante-
huitième heure, les ganglions les plus voisins se
prennent, des bubons virulents se forment, qui jouent
le rôle de pustules malignes internes. Si les points
d'inoculation primitifs ont été nombreux, les ganglions correspondants sont augmentés de nombre, et
l'infection générale aura chance d'être plus rapide ;
lorsque le médecin arrive dans la période de l'inoculation, et même quand l'œdème existe déjà, dans la
grande majorité des cas, le malade peut être sauvé
par l'emploi énergique des cautérisations et des antiseptiques (teinture d'iode, sublimé). Quand les bacté-
ries ont eu le temps de se multiplier et de pénétrer
dans la circulation, les barrières présentées par les
ganglions étant franchies, le remède arrive trop tard.

On peut étudier dans le charbon bactéridien (1)
les mêmes analogies dans la marche du processus
morbide : prolifération des bactéridies dans les points
qui servent de porte d'entrée ; diffusion dans l'organisme quand leur nombre est suffisant. Chez les animaux peu prédisposés, comme le cheval, l'infection
générale peut avorter si l'accident local est traité par
l'incision ou la cautérisation même tardive. De même,
un virus peu intense agit dans le même sens qu'une
moindre prédisposition. Pour prendre un exemple
dans une autre série, le virus atténué du choléra des

____

(1) *Contribution à l'étude expérimentale du charbon bactéridien*,
par Ro_m_r. Thèse de Lyon, 1881.

poules ne tue plus les poules, il prolifère abondamment sur place, mais n'envahit pas l'organisme. On le voit, il est toujours nécessaire d'établir une équation proportionnelle entre la cause prochaine de la maladie et la prédisposition.

Pour passer encore en revue quelques maladies contagieuses primitivement locales, nous citerons la septicémie, la fièvre puerpérale, la pyohémie. Dans ces maladies, la porte d'entrée se trouve à la plaie ; la pénétration des germes et leur prolifération a lieu dans la plaie et dans les parties immédiatement voisines ; c'est donc là que l'effort de la thérapeutique doit les atteindre pour enrayer le travail d'infection quand on le voit se dessiner ; c'est ainsi que les injections vaginales ou intra-utérines, après l'accouchement, ont plusieurs fois arrêté le développement déjà certain du puerpérisme infectieux. A ce point de vue, on enregistre tous les jours de nouveaux succès dus aux injections de sublimé ; on atteint le parasite dans son premier cantonnement, dans sa multiplication sur place, on enraye sa dissémination dans l'organisme.

C'est ainsi que la spontanéité des maladies infectieuses, défendue par M. Chauffard, se réduit à un mythe insoutenable. Avec cette doctrine, on devrait considérer l'organisme comme envahi d'emblée par une maladie sortant de ses profondeurs et insaisissable dans son essence. La thérapeutique pourrait dès lors se déclarer impuissante ; le vitalisme conduirait au fatalisme, comme le disait M. Arnould à propos d'une question analogue. Mais de pareilles doctrines ne sont acceptées ni dans leurs principes, ni dans leurs conséquences logiques ; les pansements antiseptiques ont donné de trop beaux résultats pour qu'on ne persévère pas dans cette voie. Parler de spontanéité et de maladie générale par essence, c'est revenir au règne de l'ontologie et de la métaphysique.

CHAPITRE V

DES MALADIES INFECTIEUSES GÉNÉRALES

Après avoir parlé des maladies contagieuses primitivement locales, et dans quelques cas secondairement généralisées, nous allons passer aux maladies infectieuses que nous dirons générales d'emblée, quoique le lieu de culture des microbes pathogènes puisse être considéré comme local et défini.

Nous ne voulons pas faire ici l'étude des maladies infectieuses en général : les systématisations, les classifications jusque-là entreprises, restent toujours provisoires et discutables, tant que les questions de détail ne sont pas plus avancées ; quant à leurs causes propres, microbes, ptomaïnes, virus, nous renvoyons aux auteurs spéciaux.

Le groupe des maladies infectieuses est appelé par

Griesinger maladies typhoïdes, à cause de la dépression profonde dans laquelle elles jettent l'individu atteint : nous citerons la fièvre typhoïde, la fièvre jaune, le typhus, la variole, la scarlatine, les fièvres éruptives en un mot.

Il est admis que ce sont des maladies *totius substantiæ*, et nous pouvons les concevoir en effet comme procédant des grands systèmes (nerveux, sanguin, lymphatique) qui sont directement atteints et qui soulèvent dans l'économie toute entière des troubles profonds.

Les microbes — quand ce sont eux qui sont la cause de l'infection — les microbes prolifèrent dans le milieu sanguin ou lymphatique qui leur sert de lieu de culture (1) et après l'incubation nécessaire pour la multiplication des germes, l'économie se trouve envahie et les accidents éclatent : ces phénomènes variant d'une espèce morbide à l'autre demanderaient pour chacune d'entre elles une analyse particulière ; mais ces différents points ne rentrent pas dans notre sujet : il nous suffit de montrer la marche ordinaire de la maladie et d'insister sur son caractère de généralisation rapide, sur la difficulté qu'on éprouve à en saisir le point de départ, sur la multiplicité des accidents développés, de telle sorte qu'on peut à bon droit nommer ces processus des maladies générales, tout en faisant des réserves sur le sens absolu qu'on pourrait attribuer à ce mot.

Il existe, en effet, des formes atténuées de maladies

______

(1) Le virus rabique paraît ne se multiplier et proliférer que dans le tissu nerveux.

infectieuses qui indiquent une généralisation moins étendue, des formes où la maladie paraît rester locale, ne dépassant guère le tissu ou l'organe qui lui a servi de lieu de culture.

Aujourd'hui, avec l'extension — peut-être légitime — donnée à la doctrine microbienne, plusieurs maladies, regardées autrefois comme locales tendent à rentrer dans le cadre des maladies infectieuses générales : c'est ce qui est arrivé en particulier pour les oreillons et pour la pneumonie.

On s'est longtemps étonné des manifestations variées et insolites qui se montraient dans certains cas d'oreillons : aujourd'hui, où l'on tend à faire de cette affection une maladie infectieuse, on explique mieux les localisations secondaires sur la mamelle, l'ovaire, le testicule, ainsi que le gonflement de la rate, l'albuminurie, les accidents cérébraux, l'état typhoïde, tous accidents qu'on a rencontré tour à tour dans les épidémies de parotidites spécifiques.

Même évolution s'est produite à propos de la pneumonie ; à la suite des travaux de Klebs, de Friedlander, de Jürgensen, l'idée de la pneumonie, maladie générale et infectieuse a été émise en Allemagne : on a relaté l'épidémie de la prison de Moring, en Hanovre ; celle de Florence; celle des pénitenciers d'Amberg (Haut-Palatinat), et d'autres épidémies survenues en Suède, en Amérique: on fait remarquer, de plus, que, dans un grand nombre de pneumonies, les phénomènes généraux rappellent ceux des maladies infectieuses: tels sont le gonflement de la rate, l'albuminurie, la tuméfaction du foie, l'ictère, les symptômes cérébraux, la terminaison par *lysis*, le désaccord entre l'état local du poumon et les symptômes généraux.

Qu'il nous suffise de dire que cette classe des pneumonies infectieuses est généralement acceptée aujourd'hui (1), mais qu'on maintient à côté d'elles la classe des pneumonies franches, *a frigore*, maladie avant tout locale, et pour laquelle la doctrine microbienne n'est en rien acceptable.

Nous l'avons dit, nous n'entrerons pas dans les discussions soulevées au sujet de l'action des microbes pathogènes, de ses modalités probables. La transmission des maladies dites infectieuses ne peut guère s'expliquer, en raison de leur mode d'invasion, d'évolution, de généralisation, que par la pénétration dans l'organisme d'éléments qui sont certainement organisés, car ils ont l'attribut essentiel de la vie, nous voulons dire la faculté de se multiplier. Ils se multiplient, en effet, soit dans le corps humain, soit en dehors de lui, mais il n'est pas pour cela démontré jusqu'ici que ces agents aient tous une existence indépendante des organismes dans lesquels ils se développent et qu'ils constituent ainsi des espèces animales ou végétales auxquelles on puisse appliquer correctement l'épithète de parasites.

Quant à leur mode d'action, nous ne pouvons passer en revue toutes les hypothèses émises à ce

---

(1) Dans le même cadre, on peut ranger les pneumonies typhoïdiques, varioliques, rubéoliques, scarlatineuses, grippales, puerpérales, septicémiques, etc., qui dépendent d'un état général.

sujet (1) : il nous a suffi de justifier le classement que nous avons fait des maladies infectieuses parmi les maladies générales en raison de leur point de départ appartenant à un des grands systèmes, et par là, prêtant à une diffusion excessive des phénomènes morbides dans la grande majorité des territoires organiques qui sont compris dans la trame et le circuit de ces grands systèmes.

CHAPITRE VI

DE LA LOCALISATION ET DE LA GÉNÉRALISATION DANS LES LIQUIDES ORGANIQUES

Tandis que la pathologie des anciens était principalement humorale, la pathologie moderne, établie sur la théorie cellulaire, a particulièrement étudié les lésions des solides : mais l'étude des microbes et de la chimie biologique nous ramène peu à peu vers l'humorisme, mais un humorisme éclairé, agrandi. La théorie cellulaire nous fait voir le point de départ local de la maladie ; mais si l'on revient à un certain humorisme, ce ne sera pas pour rentrer dans

(1) Voir le dernier travail paru sur la question dans la *Revue scientifique* du 10 janvier 1885 : *les Microbes*, par M. de VARIGNY.

la conception des maladies générales (1), comme on a
trop de tendance à le faire dès qu'il s'agit d'un processus ayant pour siège les liquides et humeurs de l'é-
conomie, que l'on considère comme des masses in-
distinctes où l'œil ne discerne plus les différents mo-
ments de la maladie, son intensité, son extension,
sa généralisation plus ou moins grande. La chimie biologique commence à résoudre les humeurs
en leurs principes immédiats et distincts, comme le
télescope résoud les nébuleuses ; on commence à
connaître ces différences de composition, non seulement d'un animal à l'autre, mais chez le même
animal, suivant l'âge, l'alimentation, le milieu, etc.

L'évolution et la multiplication des microbes et
microorganismes paraissent plus naturelles au sein
de la masse liquide que dans les cellules constituées
à l'état solide ; les humeurs, en effet, organisées au
degré le plus simple, sont douées d'un mouvement
de rénovation moléculaire continue, très énergique,
leur état liquide est la condition de leur vie intense
et multipliée ; mais l'infection des liquides organiques
peut n'être que secondaire, comme nous l'avons vu
pour les maladies contagieuses locales : le sang, en
effet, peut servir de vecteur indifférent aux agents
infectieux qui trouveront dans d'autres liquides organiques ou dans la substance et le protoplasma de
certains éléments anatomiques leur lieu véritable
de culture et de prolifération : follicules clos ? rate ?
pour la fièvre typhoïde ; substance nerveuse du bulbe

(1) Prises dans un sens absolu.

pour les granulations virulentes de la rage ; lymphe, bile, salive, etc., pour d'autres microorganismes.

Il faudrait préciser le lieu de culture intraorganique des différents agents virulents ou infectieux (1), le nombre des organes atteints et altérés directement par eux ; par suite, on arriverait à se rendre compte de la généralisation plus ou moins grande de leur action. Les formes frustes et incomplètes des maladies infectieuses sont dues, dans quelques cas, à une pénétration moins abondante de microbes ou de virus et à une occupation partielle de la masse sanguine et humorale. On sait que plusieurs fièvres infectieuses peuvent se succéder chez le même individu : la variole peut subir sa période d'incubation pendant la terminaison d'une fièvre infectieuse et éclater dans la convalescence de cette dernière : bien plus, deux fièvres infectieuses peuvent évoluer en même temps chez le même individu, rougeole et scarlatine, par exemple. La vaccination réussit, faite dans le cours d'une rougeole, d'une scarlatine, d'une fièvre typhoïde, d'une pneumonie, d'un rhumatisme articulaire aigu, dans l'incubation de la variole; l'organisme, dans ces différents cas, suffit donc à la fois à plusieurs processus. Il faut donc qu'un premier processus n'occupe que partiellement la masse humorale qui par une autre de ses parties se prête à un second processus évoluant soit en même temps que le premier, soit dans son décours; ou bien, ces processus infectieux procèdent d'organites spécifiques ayant, chacun

______

(1) Par exemple, le microbe de la tuberculose a-t-il pour lieu de culture le sang ou la lymphe ?

de leur côté, un lieu de culture propre intraorganique et un choix individuel de substances alimentaires dans le milieu organique, ce qui leur permet d'évoluer en même temps en donnant lieu à des processus spéciaux dans les organes qu'ils affectent individuellement.

L'acidité ou l'alcalinité des humeurs jouent un rôle important ; il en est de même des différences de température d'un point à un autre. Pour le virus charbonneux, par exemple, la réceptivité dépend de la dose à laquelle le virus est injecté et aussi du point où se fait l'inoculation ; faites au bout de la queue, les inoculations restent sans effet à cause de la densité du tissu conjonctif et de sa moindre chaleur en ce point ; l'inoculation par les voies digestives ne donne aucun résultat, pas d'infection ni bénigne, ni maligne ; dans le sang, le virus charbonneux inoculé n'agit que passagèrement, mais confère l'immunité. Enfin, on commence à étudier la physiologie de chaque microbe ; en variant les expériences *in vitro* et *in vivo*, on localisera dans les masses humorales le point de départ de leur multiplication et de leur action, leur lieu de culture véritable, on saura quels sont les éléments dont ils s'emparent, quels sont les principes particuliers que leur vie réclame et dont ils privent telle ou telle humeur, tel ou tel organe : là encore, il faut chercher à localiser la maladie au lieu de la déclarer générale, et à côté de la théorie cellulaire, l'humorisme reparaîtra rajeuni, épuré, sauvé par la chimie biologique et la théorie microbienne.

CHAPITRE VII

DE LA TUBERCULOSE

Nous allons nous occuper, dans ce chapitre, d'une maladie infectieuse (1) intéressante entre toutes, et rechercher la part à faire entre l'état local et l'état général.

Nous allons étudier la tuberculose en tant que maladie infectieuse et contagieuse, selon la doctrine acceptée aujourd'hui.

C'est en mai 1865 que Villemin fit ses premières expériences sur l'inoculation de la tuberculose. Depuis cette époque, ces expériences se sont multipliées (2). Le mode opératoire s'est perfectionné. C'est ainsi qu'on a tenu compte de l'irritation produite au sein des tissus par la présence des corps inoculés. Ces corps étrangers produisaient souvent des phlegmons qui entraînaient la mort de l'animal sans que la tuberculose y fût pour rien.

On a tenu compte aussi de l'action des corps étrangers comme emboliques. On ne pratique plus aujourd'hui des inoculations aussi considérables de

(1) Selon la remarque faite par M. le professeur Mayet, la tuberculose serait une maladie infectieuse à microbes et non une maladie virulente. (Voir *Lyon médical*, mars, 1884.)

(2) « De la tuberculose expérimentale » (thèse d'agrégation de Schmitt).

matières tuberculeuses qui se répandaient dans l'économie à l'état de corps étrangers.

Enfin, on a cherché à expliquer la production fréquente d'un tissu à caractères tuberculeux qui se produisait à la suite de l'inoculation d'un corps étranger quelconque irritant les tissus.

M. H. Martin (1) déterminait par l'inoculation de poudre de lycopode, de cantharide, de charbon, etc., des inflammations dont les produits avaient une ressemblance anatomique complète avec le tubercule légitime ; mais dans des expériences subséquentes, il découvrit que ce pseudo-tubercule n'était pas réinoculable à d'autres animaux. Les inoculations du tubercule vrai déterminent au contraire, dans une série d'animaux, quel que soit le terme de la série, des lésions tuberculeuses, ce qui revient à dire que les produits tuberculeux légitimes empruntés à un animal inoculé donneront des tubercules chez un autre animal inoculé à son tour. Ce dernier pourra fournir des produits d'inoculation pour un troisième, et ainsi de suite. Il s'agit donc là d'une cause véritablement spécifique. Le pseudo-tubercule, au contraire, produit par l'inoculation de corps étrangers quelconques, ne se réinocule pas. Il n'est pas transmissible.

On voit que, peu à peu, les chances d'erreur ont été se réduisant. Que se passe-t-il donc dans l'inoculation de la tuberculose ? Comment arrivera-t-elle à se généraliser ?

Après l'inoculation de la matière tuberculeuse,

(1) *Archives de physiologie*, 1880 et 1881.

survient un véritable temps d'incubation. La production des premiers phénomènes n'a lieu qu'après une période qui varie suivant les espèces animales. Cette période d'incubation paraît être en moyenne de vingt-cinq jours chez le lapin, de quinze à dix-huit jours chez le cobaye, de quinze jours chez le cheval. Vers la fin de cette période silencieuse, les accidents locaux se déclarent. Chez deux des lapins inoculés par Colin, jusqu'à la fin de la sixième semaine, les effets de l'inoculation furent purement locaux. Il existait de petites tumeurs ulcérées au centre et suppurant. Les animaux mangeaient comme d'habitude et même augmentaient de poids. Tout à coup, chez les deux lapins à la fois, l'accroissement s'arrête. Les accidents généraux se déclarèrent. La tuberculisation envahissait le poumon et les viscères. Les deux lapins moururent à un certain intervalle l'un de l'autre complétement tuberculisés.

Mais cette phase de généralisation peut manquer, et tout se borne au développement des lésions locales. Les plaies de l'inoculation s'ulcèrent ; il se produit une tumeur, qui se ramollit, laisse échapper une matière caséeuse plus ou moins abondante ; pendant ce temps les animaux ne présentent aucune manifestation morbide générale. Après quelques jours, la plaie se ferme. Entre ces deux formes extrêmes se placent de nombreux intermédiaires.

D'où vient la généralisation dans certains cas et son absence dans d'autres ?

Ces variétés tiennent à des raisons qui nous échappent ; nous pouvons seulement parler de non prédisposition, de résistance du terrain, etc. Toujours est-il que le tubercule vrai est seul capable de produire la généralisation. Des inoculations de doses très fortes de substances irritantes (poudre de vermillon, de charbon), n'ont amené que des inflammations banales.

La marche de la tuberculisation se fait à partir du point inoculé ; après l'inoculation sous-cutanée, ce sont les ganglions lymphatiques voisins qui présentent les premières atteintes. Après une inoculation dans la chambre antérieure, la première lésion appréciable est la tuberculose irienne. A-t-on fait ingérer des produits tuberculeux, on trouvera des altérations tuberculeuses dans l'intestin et les ganglions mésentériques avant tout autre organe. Après l'inhalation de crachats tuberculeux, ce sont les poumons qui sont envahis les premiers. Ce dernier fait explique pourquoi dans la tuberculose humaine aucun organe n'est atteint avec autant de fréquence et d'intensité que le poumon. La tuberculisation par les voies digestives à la suite de l'ingestion de produits tuberculeux est devenue indéniable depuis les expériences de M. Chauveau ; mais, quant à la viande de boucherie, M. Chauveau est porté à croire que la viande proprement dite sans adjonction de ganglions infectés n'est pas douée de propriétés nocives sérieuses. De même pour le lait des vaches pommelières ; il n'est dangereux que s'il existe des ulcérations du pis ou des dégénérescences tuberculeuses de la glande mammaire ; du reste, il en est de la tuberculose comme de la plupart des maladies infectieuses et

virulentes, les agents de la virulence sont, en général,
peu nombreux en dehors des lésions qui constituent
les fabriques de virus.

C'est, en effet, la lésion spécifique qui affirme la
maladie : une prédisposition qui n'est que virtuelle et
possible ne peut pas être regardée comme maladie
réelle : il semble que ce soit se laisser guider par des
considérations bien grossières que de soutenir qu'une
maladie est d'autant plus générale que le nombre de
ses lésions est plus grand ; cependant, ce point de vue
a quelque chose de vrai surtout pour le cas qui nous
occupe.

La maladie tuberculeuse s'affirme d'autant plus
puissante et plus intense que le nombre de ses actes
est plus multiplié : on peut parler de prédisposition
générale, de diathèse, mais outre que ce dernier mot
prête à toutes les confusions et fait double emploi
avec le mot prédisposition, nous pouvons dire que la
prédisposition, tant qu'elle reste à l'état de virtua-
lité et de possibilité indéterminées, ne peut pas être
considérée comme une maladie : dans la maladie
virulente et infectieuse en général, et dans la tuberculose en particulier, chaque foyer, chaque fabrique
de virus est un point d'appui, un lieu de renforce-
ment pour la maladie dans sa marche envahissante
et extensive à travers l'organisme ; chaque lésion
spécifique réalisée est un centre d'appel pour la prédisposition latente invitée à passer à l'acte : de ce
foyer d'infection partent incessamment des éléments
spécifiques qui sollicitent vers l'évolution tuberculeuse tel ou tel point faible, tel ou tel point prédisposé

de l'organisme. Si l'on admet le bacille spécifique de Koch, et nous croyons que la démonstration est faite, ou si l'on veut n'admettre pour la tuberculose qu'une simple lésion spécifique non réductible à une cause microbienne, toujours est-il que la diffusion des éléments spécifiques multiplie le nombre des foyers, fait la force de la maladie qui existe d'autant plus qu'elle se réalise d'avantage : la mort arrive avant la généralisation complète et totale, elle arrivera chez l'un avec une généralisation moindre que chez un autre, car c'est la résistance de l'organisme qui juge la question en dernier ressort.

Cette gradation naturelle à établir dans la généralisation de la maladie est appliquée dans la police sanitaire : la mise en vente d'un animal tuberculeux est autorisée quand les lésions sont peu étendues, confinées dans quelques parties réduites du poumon ; mais dans le cas d'une généralisation aux principaux viscères et dans d'autres points de l'économie, la viande de l'animal est regardée comme dangereuse et nocive, et son interdiction est prononcée.

Il en est de même pour la pleuropneumonie contagieuse : les éleveurs abattent dès les premiers symptômes les bêtes atteintes, et dans ces conditions la viande peut être mangée impunément. La maladie doit être avancée et en un mot généralisée pour que la viande soit interdite.—Donc, pour en revenir à la tuberculose, cette maladie infectieuse n'est pas générale d'emblée, mais se généralise peu à peu : la prédisposition à la maladie ne peut pas être dénommée générale, puisqu'il est des organes (muscles, glan-

des, etc.) qui ne deviennent presque jamais tuberculeux, tandis que d'autres sont le siège, pour ainsi
dire, fatal et obligé de la maladie tuberculeuse. C'est
dans ces points prédisposés, points faibles, *loci minoris resistentiæ*, en vertu de leur structure anatomique ou d'un fonctionnement physiologique défec-
tueux, ou en vertu de toute autre cause, c'est dans ces
organes que les éléments infectieux, microbes, bac-
téries, investis d'une vitalité supérieure par rapport à
celle de ces tissus, absorbent ces cellules, leur imposent un type nouveau, développent leur vie aux dépens de ces éléments dégénérés ; la mort d'un individu peut coïncider avec la multiplication exubérante
et la vitalité accrue des organismes inférieurs, et ce
sont les points affaiblis qui deviennent les premiers la
proie d'organites doués d'une vie supérieure.

La tuberculose, maladie infectieuse, a besoin de la
prédisposition pour s'établir, l'organisme doit faire
aux microbes des conditions d'existence qui leur per-
mettent de vivre et de prospérer.

Comme l'écrivait M. Chauveau : « La tuberculose
est précisément une de ces maladies infectieuses où
la préparation du terrain par des causes accessoires
favorise singulièrement le développement du germe.
Cette influence du terrain s'observe d'ailleurs dans
des cas où la virulence des germes est bien autrement
active et dangereuse, comme celui de la septicémie
gangreneuse, par exemple. »

Nous devons nous demander maintenant, puisque
le tuberculose est, dans l'espèce, avant tout, une
affection locale, si l'on peut en arrêter la générali-

sation. Il en est souvent ainsi : la tuberculose peut naître par inhalation de produits tuberculeux, de crachats desséchés, plus rarement par ingestion de viande tuberculisée ; dans ces cas, si l'organisme n'est point affaibli et n'est pas prédisposé, le germe pourra ne pas se développer ; s'il se développe, un organisme trop affaibli pourra se laisser envahir tout entier, presque sans résistance ; mais si l'état général vient au secours des défaillances locales de quelques organes, le processus tuberculeux pourra être enrayé. Tout organe affaibli est une porte ouverte soit à l'entrée de l'infectieux, soit à une de ses manifestations locales si l'agent infectieux a déjà pénétré ; c'est ainsi que des animaux bien portants auxquels on a fait ingérer des produits tuberculeux ont résisté à cette inoculation, grâce à leur suc gastrique et intestinal capable de décomposer le virus tuberculeux et d'en annihiler la puissance ; mais si, chez ces mêmes animaux on développe une gastrite artificielle, le suc gastrique altéré, incapable de décomposer le virus tuberculeux, le laissera pénétrer dans l'organisme et l'infection s'établira. (Congrès de Copenhague, août 1884.)

La tuberculose développée se manifestera sur les points affaiblis de l'économie, dans les lieux de moindre résistance.

C'est ainsi que M. Max Schuller inocule à des chiens et à des lapins, par injection dans la trachée, des particules de crachats tuberculeux, du tissu pulmonaire tuberculeux ; ces inoculations sont accompagnées, le jour même, d'un traumatisme

expérimental d'une contusion du genou. L'arthrite
consécutive a le maximum d'intensité dans le cas
d'inoculation des crachats; elle est remarquable par
la présence, dans le tissu de la tynoviale, de groupes
de cellules étoilées et prismatiques au centre desquelles se trouve la cellule géante. Rien de pareil n'a
lieu dans les cas de traumatisme simple, même
plusieurs fois répété, lorsqu'il n'y a pas eu en même
temps inoculation de matières infectieuses.

L'injection tuberculeuse pénètre donc dans l'organisme par un *locus minoris resistentiæ;* elle peut
ne pas dépasser les limites de sa porte d'entrée et
avoir une action exclusivement locale si l'économie
offre des conditions de résistance suffisantes; mais
s'il existe des points affaiblis de quelque manière que
ce soit, la tuberculose se fixera sur eux, s'y créera
des foyers, des fabriques de virus qui tendront à la
diffusion. Cependant le processus peut s'éteindre sur
place, l'organisme ne se prêtant pas à l'envahissement et ne le favorisant pas par une prédisposition
bien déterminée : les cas ne sont pas rares de tuberculose demeurée locale; dans le poumon qui semble
l'organe le plus prédisposé, la phtisie peut guérir, de
là le nombre considérable de tubercules du sommet
cicatrisés que l'on trouve dans les autopsies des gens
âgés, des vieillards, dans la proportion parfois de
1 sur 4.

Mais la pénétration de la tuberculose peut se faire
encore par les voies digestives, cutanées, et même
génito-urinaires. Conheim, le premier, a prétendu
qu'un homme qui avait des rapports avec une femme

atteinte de tuberculose utérine pouvait contracter une tuberculose uréthrale. Depuis, M. Verneuil a soutenu la même idée ; enfin, dernièrement, M. Fernet, dans la séance du 26 décembre 1884, à la Société médicale des Hôpitaux, a apporté des faits nouveaux de tuberculose génitale, résultat de la contagion directe pendant les rapports sexuels : chez l'homme, la tuberculose se localise d'abord à la muqueuse de l'uréthre (blennorrhée), à l'épididyme et aux vésicules séminales. Chez la femme, en raison des rapports étroits qui unissent les annexes de l'utérus au péritoine, la tuberculose donne le plus souvent lieu à des pelvi-péritonites et à des adéno-phlegmons. La tuberculose génitale peut être la source d'une infection générale, secondaire ou rester cantonnée dans les points envahis.

Les dermatoses de la première enfance (impétigo, scrofulides superficielles) servent souvent de voie d'introduction au microbe et de terrain de culture : elles se transforment en lésions scrofuleuses qui ne sont que des tuberculoses locales (1).

Nous allons dire quelques mots de cette question :

On sait qu'aujourd'hui la tendance générale est de faire rentrer la scrofule dans la tuberculose, de sorte que les manifestations de la scrofule ne seraient que des réalisations anticipées et jusque-là bénignes d'une infection tuberculeuse qui envahira tôt ou tard l'organisme : c'est ainsi que le lupus, les abcès froids, les tumeurs blanches, les adénites pro-

______

(1) Voir *Revue de Médecine*, 10 octobre 1884.

longées de l'enfance, les ostéites, les abcès ossi-
fluents, etc., sont avant tout des manifestations d'une
tuberculose dont le dernier acte se passera dans le
poumon, si le malade survit aux premiers accidents ;
il est bien démontré aujourd'hui que les prétendus
scrofuleux porteurs de ces lésions sont devenus plus
tard tuberculeux : c'est du moins le sort du plus
grand nombre ; chez les autres, la tuberculose est
restée locale, l'organisme fortifié a résisté·à l'envahissement.

La question d'intervention se pose dès lors : ne
faut-il pas extirper au plus tôt un foyer d'infection
aussi dangereux, menaçant toujours de se diffuser !
La réponse sera différente suivant les cas : on sait
que rien ne favorise plus le développement d'une maladie que le traumatisme ; nous l'avons vu à propos de la tuberculose expérimentale : l'opération va
donc constituer un traumatisme qui affaiblira la résistance du sujet : de plus, à la suite du mouvement im-
primé aux produits tuberculeux, à la suite des désordres de l'opération au niveau de la surface malade,
des auto-inoculations peuvent se produire (ainsi
qu'on l'a observé surtout dans les scarifications du
lupus), et la tuberculose peut se généraliser.

D'un autre côté, l'opération faite à temps et dans
de bonnes conditions a donné d'excellents résultats ;
c'est ainsi que l'extirpation d'un testicule tuberculeux
a enrayé tout processus tuberculeux ultérieur (Reclus).
A la tuberculose urinaire locale bien traitée n'a pas
succédé de tuberculose pulmonaire (Guyon). Beaucoup de blennorrhées indolores ne succédant pas à la.

blennorrhagie vraie et même des leucorrhées doivent être tenues pour suspectes et traitées comme un premier foyer de tuberculose. Les abcès froids demandent à être radicalement extirpés ; l'intervention sera souvent favorable dans les adénites tuberculeuses de l'enfance. Une ostéite tuberculeuse juxta-épiphysaire bien limitée est un premier foyer qu'il faut éteindre pour empêcher des désordres plus grands. Ces différents foyers primitifs vivent pendant un certain temps d'une vie indépendante, parasitaire, mais l'organisme est à la merci de toute influence débilitante qui ouvrira une porte à la généralisation. D'ailleurs, cette question d'intervention dans les cas de tuberculose locale s'embarrasse de considérations de toutes sortes afférentes à l'hérédité, au milieu, à l'état général de l'individu, etc.

Comme le disait dernièrement M. Trélat, il n'y a point de règle, aucune loi à formuler (1).

Quant à la légitimité de la fusion de la scrofule avec la tuberculose, quoique acceptable en principe, de grandes réserves sont à faire, au point de vue clinique (2).

Nous concluons donc que la tuberculose évolue, se localise et se généralise à la façon des maladies infectieuses ; elle procède le plus souvent par étapes successives pendant lesquelles on doit essayer d'enrayer sa marche.

(1) Cf. « Conditions de l'intervention chirurgicale dans les localisations de la tuberculose », par Coudray. Th. de Paris, 1884.
(2) Voir *Revue de Médecine*, 10 oct. 1884, p. 773.

CHAPITRE VIII

DE LA SYPHILIS

Passons maintenant à l'étude de la syphilis considérée dans sa localisation et dans sa généralisation.

Le chancre syphilitique qui apparaît en moyenne de 15 à 40 jours après l'infection est-il le résultat d'un travail local du virus avant toute généralisation, ou bien n'est-il que l'apparition locale primitive d'une généralisation déjà effectuée et achevée? S'il est prouvé que le chancre est une manifestation locale de la syphilis non encore généralisée, l'excision du chancre est légitime et l'éradication de la syphilis doit être tentée. Aujourd'hui, l'excision du chancre syphilitique a été réalisée un grand nombre de fois (1); une étude détaillée de ces expériences a été faite dans la thèse de M. C. Perronnet (2), et il paraît en résulter que l'excision du chancre syphilitique n'a pas donné jusqu'ici des résultats bien satisfaisants: les expériences de MM. Unna et Auspitz qui auraient eu 18 succès sur 33 excisions sont très controversées ;

(1) La méthode de l'excision remonte à J.-L. Petit et à Hunter.

(2) *Étude critique sur la pathogénie et le traitement du chancre syphilitique*, par C. Perronnet. Thèse de Lyon, nov. 1882.

Voir aussi le travail de Leloir, *in Annales de Dermatologie et syphiligraphie.*

ces auteurs paraissant revenir à l'unité de la syphilis, il n'est plus possible de les suivre sur ce terrain.

M. Cornil dans ses Leçons sur la syphilis paraît se ranger du côté des localisateurs ; il pense que le virus syphilitique inséré dans un point de la peau reste là un certain temps sans autre action que de modifier de proche en proche les cellules qui sont en relation de voisinage avec lui : si l'on suppose que le virus est tout d'abord répandu dans toute l'économie, il est difficile d'admettre qu'il n'y ait pas, dans l'espace de un ou deux mois, d'accident ailleurs qu'au point d'entrée de la syphilis.

M. Cornil en conclut que l'excision du chancre doit être tentée.

Au Congrès de Copenhague du mois d'août 1884, M. le professeur Pick (de Prague) a fait une communication sur l'excision des chancres syphilitiques: sur 130 excisions, il aurait réussi 19 fois à empêcher l'évolution syphilitique : ses résultats ont été contestés et à juste titre, car l'expérimentation dans ce cas est entourée de toutes sortes de difficultés, et de plus on semble s'en tenir, en Allemagne, à l'unité de la syphilis.

Quoi qu'il en soit, il nous paraît avec la majorité des observateurs que la thèse des localisateurs est difficilement soutenable. Dans son traité des maladies vénériennes, M. Jullien cite un cas concluant de la généralisation immédiate du virus syphilitique, malgré les soins qui furent pris dès les premières minutes de l'inoculation accidentelle dont le sujet s'aperçut aussitôt : fort de cet exemple et de plusieurs

autres, M. Jullien soutient décidément la généralisation immédiate du virus syphilitique.

On peut appuyer cette opinion sur des analogies. M. Renault (d'Alfort) inocule la morve à
13 chevaux : chez tous la piqûre fut cautérisée au
fer rouge à des époques de plus en plus rapprochées
du moment de l'inoculation, quelques-unes une heure
seulement après l'inoculation : tous les chevaux
devinrent morveux. Il en a été de même dans les
expériences sur le virus de la clavelée.

Mais si la thèse du chancre syphilitique considéré
comme accident local est à peu près abandonnée, ce
n'est pas à dire pour cela que la syphilis doive nous apparaître comme une maladie immédiatement généralisée
et d'une même intensité dans tous les cas : la syphilis,
comme la plupart des maladies, procède par étapes
successives, par stades préparateurs, par conquêtes
lentes et progressives de l'organisme envahi : c'est
un rayonnement à partir d'un point pris comme
centre embrassant bientôt tout l'organisme dans sa
sphère élargie.

Il a été fait pendant la période d'incubation des
cautérisations du point où la syphilis était inoculée :
les unes ont empêché l'apparition des accidents
syphilitiques, les autres n'ont pas prévenu le développement de ces accidents (1) ; c'est que la généralisation n'existe pas au même degré dans tous les cas
et à toutes les périodes de l'incubation : la marche du

(1) Voir, art. *Syphilis*, in Dictionnaire encyclopédique des sciences
médicales.

virus est plus ou moins lente ; l'économie présente une résistance plus ou moins longue à dompter ; de là, en grande partie, les retards, les oscillations dans la date d'apparition du chancre.

Le chancre va donc constituer l'acte premier de la maladie assez forte pour s'affirmer : mais comme nous l'exposions plus haut à propos de la tuberculose, toute manifestation d'une maladie infectieuse ou spécifique lui constitue une force qui l'aide à s'étendre encore davantage : le chancre est une fabrique de virus, un foyer d'infection où se fait une première multiplication du virus indispensable pour que la syphilis aille plus avant dans les voies de l'infection générale et progressive : pendant l'incubation, l'empoisonnement est incomplet, insuffisant, ébauché : le chancre est son résultat premier ; il apparaît dans le locus minoris resistantiæ préparé, créé par le virus dans son point de pénétration : résultat d'abord, il devient cause à son tour, il émet sans cesse de nouvelles particules virulentes, qui renforcent celles qui existent déjà, afin que l'infection s'établisse dans sa plénitude ; il existe pendant ce temps une préparation, une incubation nouvelle qui conduit peu à peu l'organisme à l'explosion des accidents secondaires.

Considérée de ce point de vue, l'excision du chancre devient plus légitime et autorise de nouvelles espérances. Ce serait un procédé d'atténuation de la syphilis, un essai d'enrayement de la généralisation, mais les résultats de l'opération examinés à ce titre restent encore douteux et incertains. Il y a tant de causes d'erreurs en ces sortes de matière qu'il faut des essais multipliés pour que les chances d'erreur s'annulent et que la vérité se dégage. Des essais nouveaux sont donc à tenter, et plusieurs observateurs ont repris les expérimentations.

Les accidents secondaires (plaques muqueuses, etc.) constituent à leur tour de nouvelles fabriques de virus et renforcent encore l'infection générale. Aussi, faut-il arriver à tarir, le plus tôt possible, ces sources d'auto-inoculation. M. Rollet recommande un traitement local énergique.

C'est que la syphilis existe surtout par les lésions qu'elle provoque, les sécrétions physiologiques ne transmettent pas la syphilis même en pleine période d'accidents secondaires : le lait, la sueur, le sperme, les larmes, la salive, etc., restent inoffensifs; pendant la phase secondaire, le sang transmet bien la contagion, mais là encore, il est permis de localiser. Ce sont les globules qui sont l'élément contagionnant et non pas le sérum. Les accidents secondaires disparus, la syphilis rentre dans une période silencieuse, qui équivaut presque à une disparition : entre deux périodes éruptives, entre deux retours des accidents secondaires le père syphilitique peut procréer un enfant sain, tandis que le précédent était syphilitique et que le suivant le sera aussi (1).

Nous avions donc raison de dire qu'une maladie spécifique existe avant tout par ses actes, et c'est par eux qu'il faut la juger.

Plus la syphilis vieillit, plus diminue la possibilité

____

(1) Voir art. *Syphilis*, loc. cit.

de la transmissibilité héréditaire. L'avortement chez
la femme correspond au maximum de puissance du
virus, que ce soit elle ou le mari qui possède le germe
syphilitique ; mais peu à peu se produit une diminu-
tion d'énergie du virus, une décroissance graduelle
de la puissance fœticide ; la syphilis se retire peu à peu
des actes divers de l'organisme ; elle aboutira, chez
quelques-uns, au tertiarisme, mais le seul fait qu'à ce
moment elle n'est plus transmissible par inoculation
ni par hérédité (1), — hors dans les cas exceptionnels
— prouve que l'infection de générale qu'elle était à un
moment donné s'est spécialisée, n'occupe plus tous
les tissus, et ne se traduit plus par ce polymorphisme
excessif qui témoignait de la vitalité exubérante de
l'infection généralisée. D'ailleurs, le moment, où la
maladie est vraiment générale, est assez court; elle
semble, à ses différentes périodes, se localiser tantôt
sur un tissu, tantôt sur un autre, à l'exclusion de tous
les autres. Une lésion traumatique guérit souvent
aussi bien chez un syphilitique en évolution secondaire que chez un sujet sain. Quelquefois aussi les
traumatismes provoquent des manifestations locales
de la maladie.

On le voit, le virus syphilitique semble se déplacer
dans l'organisme à la manière d'un curseur, occupant
les tissus les uns après les autres, jamais tous à la fois
même en pleine évolution secondaire, et jamais au
même degré dans les différents tissus entrepris. Pendant la période tertiaire, la syphilis paraît principa-

---

(1) Nous voulons dire l'hérédité immédiate, et non l'hérédité tardive.

lement évoluer dans le feuillet moyen du blastoderme, et en particulier dans le tissu conjonctivo-vasculaire ; en quelque point de l'organisme que se fasse le travail morbide, c'est le tissu conjonctif qui en est l'agent, le foyer ; c'est une *hypersclérose génératrice* qui est au fond de toute lésion tertiaire.

La syphilis n'envahit donc l'organisme que peu à peu et semble ne le tenir jamais tout entier en son pouvoir ; à mesure que l'on s'éloigne de la période d'infection générale du début, décroît la puissance de la transmissibilité héréditaire du virus aussi bien que son pouvoir contagionnant direct.

Il en est de la syphilis comme d'un grand nombre de maladies qui très généralisées et accentuées à un moment de la vie vont se réduisant et se limitant ensuite, de telle sorte que l'âge adulte hérite de la jeunesse de prédispositions morbides atténuées et réduites : quant à la transmission héréditaire, elle peut être plus ou moins accusée suivant le degré d'intensité de la maladie chez le générateur, suivant son degré de généralisation : ainsi en est-il pour la syphilis.

CHAPITRE IX

DES MALADIES CONSTITUTIONNELLES

Nous en arrivons maintenant à cette série d'affections qu'on a rangées dans la classe des maladies diathésiques ou constitutionnelles : nous laisserons de côté le mot de diathèse qui n'a pas un sens précis et qui se réduisant à la signification de prédisposition peut être appliqué comme tel à tous les états morbides, car au fond de toute maladie, il y a prédisposition de l'organe malade. Si nous nous reportons à l'expression de maladies constitutionnelles, nous voyons qu'on désigne par là des affections à manifestations variées et multiples dans tous les systèmes de l'économie : nommons tout de suite comme rentrant dans ce groupe: la goutte, la lithiase biliaire, la gravelle, les hémorrhoïdes, la migraine, le rhumatisme, l'asthme, l'obésité, le diabète, etc. M. Bouchard, dans un brillant essai de systématisation a rattaché ces maladies à une racine commune, le ralentissement des mutations nutritives. « Ces maladies forment ainsi une véritable famille morbide et témoignent de l'unité de la disposition pathologique qui les engendre ou, si vous le voulez, *de la diathèse* » (1) (page 88).

(1) *Maladies par ralentissement de la nutrition*, par Bouchard, 1882.

Il faut bien savoir que ces expressions de nutrition retardante, de ralentissement de la nutrition sont des mots de convention qui ne servent qu'à voiler notre ignorance; au fond, nous ne savons rien du travail intime qui se passe au sein des éléments anatomiques; et si l'on veut prendre à la lettre cette expression de nutrition ralentie, pourquoi ne rattacherait-on pas, au groupe morbide proposé, des maladies comme l'anémie, la chlorose, l'hystérie, la scrofule, la tuberculose, etc., et tant d'autres états morbides où le mouvement nutritif paraît notablement ralenti.

Au point de vue où nous nous plaçons, rangerons-nous ces maladies dites constitutionnelles parmi les maladies locales ou les maladies générales ?

On ne peut parler de maladie locale quand on se trouve en présence d'affections comme la goutte, le diabète, etc. : on doit admettre une maladie générale dans le sens où nous l'avons entendu jusqu'ici, c'est-à-dire un trouble profond d'un ou plusieurs tissus, d'une ou plusieurs humeurs qui, par leur rôle important dans l'économie, entraînent des désordres multiples, variés, polymorphes.

Plusieurs auteurs ont tenté des localisations précises, ils ont cherché le processus de départ ordonnateur de ces actes morbides : la goutte, par exemple, a été rattachée par Murchison à une maladie du foie ; les anciens parlaient de pléthore sanguine, d'irrégularité du cours de la bile et de la pituite : Sydenham s'était rattaché à l'humorisme qui prit grande faveur dans ces dernières années à la suite de la découverte de Garrod touchant la présence de l'acide urique en excès dans le sang et les diverses humeurs du goutteux; enfin, récemment, un auteur anglais, Dyck Duckworth faisait de la goutte une trophonévrose dont il localisait le point de départ dans un point de la moelle allongée.

Ces diverses conceptions ont été réfutées : on a fait voir leur caractère tour à tour hypothétique, insuffisant, incomplet : cependant, l'uricémie bien définie par Garrod, reste toujours un des éléments importants de la goutte, tout en n'étant pas une caractéristique essentielle et indispensable.

D'un autre côté, à propos de la goutte, aussi bien qu'à propos du diabète, de la lithiase biliaire, de la gravelle, parler d'un vice constitutionnel, d'un trouble primordial de la nutrition, c'est ne pas nous satisfaire.

M. Bouchard parle d'unité de la disposition pathologique, de disposition causale commune : ces expressions sont très obscures : si ce groupe morbide dépend d'une cause unique, nous ne voyons pas comment il peut se fractionner en des maladies aussi différentes, cliniquement, que la goutte, le rhumatisme, le diabète, l'asthme, etc. : qu'est-ce qui préside à l'échéance de l'une de ces affections à l'exclusion des autres ? pourquoi, confondues dans une unité causale univoque, ces affections se distribuent-elles en processus indépendants qui, quoi qu'on en dise, ne subissent guère de transformations les uns dans les autres, ni dans l'individu, ni dans la race ? le lien qui unit ces diverses affections est assez lâche, et à vouloir trouver des analogies entre les processus morbides, on arriverait à nouer la pathologie en un seul faisceau autour d'une cause unique. Il est des affections, comme les hémorrhoïdes, le cancer, les dermatoses (eczéma, prurigo, etc.), qui flottent entre les systèmes, accaparées par chaque auteur qui tente une systématisation nouvelle, une nouvelle généralisation faite au nom d'une unité causale essentielle : c'est ainsi que, dernièrement, M. Lancereaux (1) a fait rentrer dans l'herpétisme une multitude de processus morbides qui sont réclamés par d'autres auteurs au nom d'un principe différent : ces essais de généralisation sont prématurés. Nous voyons bien certaines affinités causales entre la goutte et la lithiase biliaire, cependant ces deux maladies se rencontrent rarement chez le même individu : la goutte est une maladie du sexe masculin, la lithiase biliaire se voit surtout dans le sexe féminin ; d'ailleurs, il suffit que ces deux maladies aient une symptomatologie aussi différente l'une de l'autre pour qu'on se refuse à admettre qu'elles dérivent d'une cause unique (2). Cette réduction à l'unité de maladies aussi dissemblables que le rhumatisme, la goutte, le diabète, la lithiase biliaire, etc., au nom d'un vice essentiel de la nutrition appelé tantôt nutrition retardante, tantôt hypernutrition (Lecorché), rappelle ces anciennes dénominations de paraplégie, d'hydropisie,

(1) Lancereaux, *Traité de l'Herpétisme.*
(2) Les maladies infectieuses, fièvres éruptives ont toutes de grands points de ressemblance : cependant chacune d'elles dérive d'une cause spécifique qui lui est propre.

de folie, etc., sous lesquelles on rangeait les maladies reconnaissant la pathogénie la plus différente. Nous sommes donc porté à croire que le groupe des maladies constitutionnelles (maladies par ralentissement de la nutrition de Bouchard), est composé d'entités morbides distinctes reconnaissant non une cause unique (vice constitutionnel, trouble primordial de la nutrition) mais des causes prochaines séparables ; ce sont des dyscrasies réductibles à des perturbations chimiques spéciales : quand l'une de ces dyscrasies est bien accusée, qu'elle s'est emparée des principales humeurs et des principaux tissus, elle exclut naturellement les dyscrasies voisines : la goutte bien accusée exclut le rhumatisme, le diabète, la lithiase biliaire ; mais quand l'une de ces dyscrasies reste incomplète, ébauchée, après quelques manifestations mal caractérisées, elle peut laisser la place à une dyscrasie différente qui arrivera peu à peu à dominer tout l'organisme et à effacer toute trace de la dyscrasie primitive : le balancement, la succession de deux maladies indique conflit, contradiction de leur cause prochaine plutôt que ressemblance et identité : si la cause était unique, il n'y aurait pas de changement, de différence ; le diabète ne se transforme pas en goutte, ni la goutte en diabète : au lieu de procéder par induction et par synthèse, il vaut mieux marcher par l'analyse.

De plus, dans ces affections relevant de ce qu'on a appelé la diathèse arthritique, la santé peut être excellente en dehors des accès ; certains systèmes organiques, loin d'être malades, restent toujours prospères, de sorte que, tout en admettant dans ce cas, des maladies générales, nous pensons que le point de départ peut être nettement localisé ; toujours est-il que pour la goutte, plus cette affection vieillit, plus elle envahit l'organisme, s'emparant de tous ses actes et de toutes ses fonctions : un goutteux transmettra, bien plus sûrement sa maladie à ses derniers enfants engendrés quand tout son organisme est devenu goutteux, qu'à ses premiers enfants venus avant que la maladie fut déclarée ou bien assise ; ce fait, déjà noté par Sydenham, a été de nouveau établi par les recherches d'Hutchinson. A ce propos, Guilbert cite l'observation d'un homme qui avait eu huit enfants avant d'être atteint de son premier accès de goutte ; il devient goutteux et peu après sa femme a un neuvième enfant qui, seul de toute la lignée, hérite de l'affection paternelle.

Pour ce qui est de l'albuminurie et de l'urémie, nous nous trouvons ici encore en présence de dyscrasies probables. Les uns veulent faire de l'albuminurie le résultat d'un processus local, d'une néphrite; d'autres, et particulièrement Semmola, veulent y voir une maladie avant tout hématogène. (Voir *Bulletin de l'Académie de Médecine*, 5 juin 1883. — Communication de Semmola). Nous ne pouvons pas trancher une question qui, en ce moment, est de tous les côtés à l'étude. Il paraît exister de nombreuses variétés d'albuminurie réductibles à des causes diverses dont la part n'est pas déterminée.

Enfin, il existe nombre de processus morbides dans lesquels la part de l'état local et de l'état général est difficile à établir.

Nous allons, à ce propos, dire quelques mots des hémorrhoïdes :

Les hémorrhoïdes sont regardées comme une maladie constitutionnelle ; nous croyons, en effet, que dans le plus grand nombre des cas, il faut regarder plus loin que la lésion locale, et voir dans ce processus une disposition générale du système veineux entraînant des troubles fluxionnaires variés ; mais que de restrictions à apporter avant de voir dans toute attaque d'hémorrhoïdes une maladie constitution-nelle, dérivant d'une prédisposition générale ?

Il faudra déterminer le rôle des influences anatomiques et mécaniques qui peuvent donner naissance au flux hémorrhoïdaire en dehors de toute prédisposition générale ; d'un autre côté, si la disposition générale domine, la disposition locale sera vainement peu de chose et de peu d'importance. En vain, évitera-t-on les causes occasionnelles, le moindre trouble local servira de rappel au mouvement fluxionnaire, et l'état général saura trouver la voie de ses manifestations. Mais si l'état général est peu de chose, et la localisation presque tout, il est bien juste qu'on cherche à modifier cet état local : chez un enfant affecté de dysenterie hémorrhoïdaire, le nœud de la question était dans une modeste varice du rectum que l'on enleva, la guérison fut la conséquence naturelle de l'opération ; de même chez les malades qui ont eu plusieurs accès, une marisque volumineuse s'enflamme, suppure, se détruit en partie et enlève la maladie (1).

(1) *Des Hémorrhoïdes*, par M. le Dr Frédault.

Le flux sanguin sera une décharge heureuse quand il sera en rapport avec la disposition générale qui le domine ; mais il peut ne pas être l'aboutissant d'un mouvement général, mais bien d'une disposition locale défectueuse des veines rectales ; le flux pourra être plus intense, plus prolongé que ne l'indique la disposition générale ; dans ce cas, l'état local devra être l'objectif du médecin. Dans un cas accidentel, l'opération sera légitime et excellente ; au contraire, dans le cas de prédisposition générale dominante, l'opération pourra être nuisible en supprimant une fonction organique presque physiologique, entrée dans le concert des fonctions naturelles. Nous protestons cependant contre les théories fantaisistes de Stahl et de quelques esprits de l'école de Montpellier sur la maladie-fonction et le rôle salutaire des hémorrhoïdes considérées toujours comme maladie constitutionnelle.

Les mêmes réserves sont à faire dans l'étude des dermatoses. Souvent elles sont l'expression de troubles généraux dyscrasiques ou nerveux ou bien elles traduisent localement la prédisposition générale répandue dans tout un tissu. M. Hallopeau dit à ce propos : « Le froid et le contact de l'eau de savon provoque chez un arthritique de l'eczéma des mains ; dira-t-on pour cela que cet individu a une maladie générale ? Mais, s'il en était ainsi, la maladie serait la règle parmi nous et la santé l'exception. »

Beaucoup de dermatoses, en effet, reconnaissent pour causes de simples irritations locales, et il serait difficile de les rattacher à une diathèse quelconque ;

c'est aussi la classe des dermatoses qui a servi de
principal champ de bataille à tous les généralisateurs
qui ont voulu les faire rentrer tour à tour dans les
diathèses qu'ils proposaient : l'herpétisme et l'arthri-
tisme se disputent toujours ce terrain ; mais ces systèmes se font et se défont sans cesse ; le faisceau un
moment noué se délie et l'œuvre est à recommencer.
Quelle est la part qui revient à la partie malade, et
la part qui revient à l'état général dans une dermatose ? problème complexe et qui se pose devant chaque cas particulier. Semmola à relié les dermatoses
à l'albuminurie : il a enregistré 35 cas de dermatoses
(eczéma, psoriasis, etc.), qui avaient été guéries for-
cément par des médications topiques et à la suite desquelles l'albuminurie se serait développée rapidement (1). L'acné sébacée peut se rattacher à des troubles généraux ; elle se rencontre fréquemment chez
les jeunes gens à mutation nutritive ralentie, selon
l'expression de M. Bouchard, chez les jeunes filles
qui présentent des troubles mentruels, dans l'anémie
et dans divers accidents nerveux de l'adolescence. Il
est des hystériques anémiques chez lesquelles l'acné
prend des proportions considérables : cette affection
dans bien des cas est liée à l'élimination de la graisse
ingérée en excès, mal élaborée ou mal distribuée.

Si, en France, pour la classification des dermatoses on a adopté la base trop large et trop compré-
hensive des diathèses, en Allemagne, on a singulièrement rétréci le problème ; on traite la diathèse

(1) *Archives de physiologie*, 1er octobre 1884.

de « marotte française, » et on classe tantôt d'après
l'anatomie pathologique, comme le faisait Hebra,
tantôt d'après l'étiologie et l'anatomie pathologique,
comme vient de le faire, à Vienne, un successeur de
Hebra, dans un ouvrage magistral de dermatologie ;
on y trouve, se succédant pêle-mêle, selon les hasards
de l'anatomie pathologique et de l'étiologie, les dermatoses inflammatoires simples, les dermatoses an-
gioneurotiques, hémorrhagiques, dermatoses par
anomalie du chorion et du tissu cellulaire sous-
cutané, parmi lesquelles nous trouvons le lupus et
les scrofulides graves, etc. : voir dans le lupus une
anomalie du chorion et dans la gangrène sénile une
dermatose de stagnation sanguine, c'est classer
d'après un principe étroit, sans fécondité pour la pathologie et la thérapeutique générales : on arrive ainsi
à faire de toutes les dermatoses des maladies locales.

D'un autre côté, la diathèse, telle qu'elle est adop-
tée par beaucoup d'auteurs aujourd'hui avec son
sens extraordinairement compréhensif et toujours
étendu, nous ramène à l'ontologie en nous faisant
voir en elle un être de raison également présent sur
tous les points de l'organisme, évoquant ici où là un
processus morbide à la manière du *fiat* omnipotent
d'un moi solitaire et se suffisant à lui-même : on
dirait une force flottant au-dessus ou au-dessous de
chaque partie et prêt à s'insérer un jour ou l'autre
dans leur intérieur. Si l'on veut conserver le mot
diathèse il faut restreindre et préciser le sens de ce
mot, en chasser le vague et le mystérieux qu'il semble

contenir ; il faut y voir la prédisposition nettement définie d'un tissu, d'un organe ou d'un système ; il faut préciser, localiser, chercher le point de départ premier, le processus causal ordonnateur des processus secondaires dérivés qui amplifient, étendent, généralisent peu à peu la maladie aux actes et aux fonctions de l'organisme entier ; il ne faut pas se satisfaire par les mots de diathèse, de maladie générale qui ont l'inconvénient de fermer l'esprit à toute recherche analytique plus approfondie.

C'est dans ce sens, d'ailleurs, que la médecine tend à s'engager de plus en plus. « L'idée de diathèse, dit M. Bouchard, n'existe pas en Allemagne, il semble que la notion de maladie même tend à disparaître. » « Il faut en prendre son parti, dit à son tour M. Dechambre (1), la nosographie s'en va, ou tout au moins se transforme profondément. L'assemblage des symptômes, le *syndrome, le complexus morbide* l'emportent de plus en plus sur la maladie. On ne parle que glycosurie, urémie, albuminurie, leucocythémie, etc. Ce ne sont plus des *maladies* à évolution régulière, avec augment et déclin prévus, mais simplement des *états morbides.* »

C'est une analyse de plus en plus précise des actes pathologiques qui a orienté la médecine dans cette voie qu'elle continuera à parcourir.

(1) Art. *Déterminisme,* du Dict. encyclopédique.

CHAPITRE X

DE L'HÉRÉDITÉ DES MALADIES

Plusieurs fois, nous avons fait allusion à l'hérédité dans les maladies : nous allons en quelques mots revenir sur ce point. L'hérédité comme processus biologique se rattache à la nutrition des tissus ; c'est le résultat d'une loi très générale en vertu delaquelle tous les éléments anatomiques du corps ont la propriété de donner naissance à des éléments semblables à eux.

Dans la cellule élémentaire, la puissance génératrice est confondue avec la puissance nutritive : la génération y prend la forme d'une simple division.

Chez les animaux supérieurs se fait une sorte de distribution du travail : deux cellules, l'une ovulaire, l'autre spermatique s'unissent et se fondent ensemble pour former le nouvel individu : le produit de la conception subit l'influence de ses deux générateurs : ce produit, proportionnel à ses facteurs participera des qualités et des défauts de ceux-ci : tantôt il y aura une influence neutralisante d'un facteur sur l'autre, ou bien influence conspirante d'un facteur par rapport à l'autre.

Les organes et les systèmes dans leur apparition successive manifestent une certaine indépendance les uns vis-à-vis des autres, nous en avons déjà parlé : le cœur constitue un organe en fonction bien avant toute apparition d'éléments nerveux ; les trajets vasculaires se creusent dans la masse organique indépendamment de toute influence nerveuse ; le sympathique, comme les autres éléments se développe en dehors de l'influence du myencéphale. Comme Geoffroy St-Hilaire et Meckel l'ont montré, les monstruosités sont dues à des accidents qui troublent l'évolution du germe : Dareste, sur des œufs de poule, a créé des monstruosités tantôt très étendues, tantôt locales, suivant le sens dans lequel il dirigeait ses expériences.

Il est acquis que les organes se développent au début indépendamment les uns des autres et qu'ils peuvent être isolément frappés d'un arrêt de développement et présenter des monstruosités partielles : l'arrêt de développement de l'un n'empêchera pas les autres d'accomplir leur évolution, pourvu que les relations fonctionnelles ne soient pas encore établies entre eux et que leur union ne soit pas consommée : de même, une maladie transmise héréditairement se réduit à la disposition pathologique d'un organe ou d'un tissu siège de la maladie, et ce tissu se développe avec sa disposition pathologique sans que les organes voisins y participent en rien. Cette disposition est analogue à celle d'un système présentant au moment de la naissance une forme anormale ou monstrueuse sans que les autres systèmes en soient atteints : le pied-bot, par exemple, apparaît sans s'accompagner d'autres monstruosités, et à l'hôpital orthopédique de Londres, on n'a trouvé que deux cas de spina bifida sur 680 cas de varus. Le sexdigitisme, l'hypospadias n'impliquent pas une mauvaise santé. Les ectroméliens (1), comme l'a fait remarquer Broca, sont parfaitement viables ; ils ont une constitution robuste, sont doués de fécondité et peuvent parvenir à une vieillesse avancée.

Par une analogie naturelle, nous pouvons dire qu'à un cœur prédisposé par sa structure à la maladie ne correspond pas une structure particulière analogue du système nerveux, ces deux parties de l'organisme étant douées d'individualité propre et se formant indépendamment dans les blastèmes primordiaux : la transmission héréditaire de la prédisposition du carcinome se fait par l'organe atteint chez le générateur, ou bien par le feuillet blastodermique qui lui sert de matrice première : sa transmission ne dépendra pas du feuillet voisin, pas plus que l'hérédité de l'hémophilie ou des angiomes ne dépend du système nerveux, puisque nerfs et vaisseaux se développent indépendamment ; il n'y a donc pas lieu d'admettre qu'une maladie est générale, parce qu'elle se transmet héréditairement ; et il ne faut pas dire avec les vitalistes parlant de l'hérédité du cancer : est-ce que le malade n'est pas tout entier cancéreux ? en cherchant à propos de cette prétendue diathèse

(1) La phocomélie, l'hémimélie, l'ectromélie, et à plus forte raison les hémitéries peuvent se constituer isolément sans entraîner d'autres dispositions monstrueuses ou pathologiques dans le reste du corps.

héréditaire à prouver que toute maladie est générale.

D'abord, l'hérédité du cancer est loin d'être fatale, certains auteurs ne l'admettent qu'une fois sur sept ; que devient, dans les autres cas, votre maladie générale ? une maladie vraiment générale ne devrait-elle pas se transmettre fatalement ? il n'est pas nécessaire qu'une disposition soit générale pour qu'elle se transmette : le sexdigitisme n'a rien à voir avec un état général quelconque et, cependant, dans le plus grand nombre des cas il est héréditaire. Pour le cancer, pour la tuberculose, pour la goutte, etc., l'hérédité peut transmettre ce que quelques-uns appellent la diathèse avant qu'elle se soit montrée en acte chez les générateurs : rien de plus explicable, si on admet que le mot diathèse signifie prédisposition matérielle d'un tissu ou d'un organe : peu importe que la prédisposition se soit réalisée ou non chez le générateur, elle existe et cela suffit pour qu'elle se transmette ; elle trouvera, peut-être, chez le descendant des conditions plus favorables de réalisation ; encore une fois, de ce qu'une prédisposition se transmet, cela ne prouve pas qu'elle soit générale ; de ce qu'un père transmet à son fils la prédisposition à la cirrhose du foie ou au rhumatisme, cela n'implique pas la transmission d'un système cérébro-spinal identique au point de vue des aptitudes fonctionnelles et des prédispositions.

Telle disposition morbide qui paraissait bien accentuée chez le générateur ne se transmet pas au descendant ; ou bien elle n'était réellement pas assez accusée, assez primordiale et générale pour se déve-

lopper chez lui, puisque le tissu qui en est le siège
voit son rôle annulé ou effacé par celui d'un autre
tissu qui a pris plus d'importance ; ou bien l'un des
générateurs transmet un organe et l'autre un autre
organe ; l'un un système presque entier, et l'autre
un fragment de système complémentaire : le père et
la mère peuvent, chacun de leur côté, revendiquer
une part de l'être formé : dans les croisements, les
particularités de l'hybride se partagent entre le père
et la mère ; les métis de blanc et de nègre présentent
à peu près le milieu entre les deux parents ; dans le
métissage on étudie, chez le mulâtre, le tierceron et
le quarteron, la dégradation progressive des caractères de la race nègre. Il n'y a donc pas d'u-
nité transmise, apportant avec elle une maladie
générale, il y a des fragments de systèmes et
de tissus qui s'unissent et s'ordonnent pour former l'être nouveau, chacun d'eux apportant ses
prédispositions pathologiques spéciales qui sont
siennes et non celles du tissu voisin : au lieu de prédisposition générale, de diathèse, de maladie générale, ce sont des prédispositions locales s'annulant,
se fortifiant ou se contrariant suivant la prédomi-
nance que prendront tel tissu ou tel organe, suivant
la part plus ou moins grande qui revient à chaque générateur dans la transmission des organes.

« Le père, dit Lucas, peut transmettre à l'enfant
le cerveau, et la mère, l'estomac ; l'un le cœur,
l'autre le foie ; l'un l'intestin, l'autre le pancréas ;
l'un les reins, l'autre la vessie. » Ces faits ont été
établis par l'anatomie animale et humaine. Ils

donnent la raison organique de cet entrelacement quelquefois si bizarre des instincts, des prédispositions morbides ou passionnelles des deux parents dans l'enfant. Parfois, c'est un partage où l'un donne les formes extérieures et l'autre lègue les qualités mentales (1).

L'atavisme vient rendre plus obscur encore ce jeu de la nature. Il fait surgir à la surface de l'être telle disposition ancestrale qui semblait depuis longtemps éteinte ; il annule ainsi des prédispositions morbides qui, chez le père, étaient très accusées, paraissaient sûrement transmissibles et dignes d'une échéance prochaine chez le descendant : c'est la réalisation de tous les possibles, le jeu inépuisable de toutes les combinaisons ; en vain nous voudrions suspendre l'organisme entier à l'unité d'un système, du système nerveux par exemple, le jeu complexe de l'hérédité déjoue nos prévisions ; telle disposition bien affirmée du système nerveux se transmettra moins sûrement que telle difformité locale, telle particularité insignifiante d'un organe accessoire.

On le voit, on ne peut invoquer l'hérédité pour justifier la conception vitaliste des maladies générales et des diathèses ; ces expressions sont commodes pour se dispenser de pousser plus loin ses recherches ; quelquefois, c'est timidité de l'esprit qui ne veut pas poursuivre plus avant l'analyse, de peur d'attenter à l'unité préétablie du type organique posée comme principe premier. Pour nous, qui plaçons

(1) Voir *L'Hérédité psychologique*, par Ribot, 1882.

avant tout l'individualité dans l'élément cellulaire,
nous croyons qu'il ne faut pas s'arrêter dans les voies
d'une analyse persévérante chargée de réduire
la synthèse complexe des phénomènes entremêlés.
Le milieu cosmique pénètre continuellement le
microcosme organique. Dans cet entremêlement
de phénomènes, il faut marquer les points intermédiaires, établir la sériation des causes et des effets,
depuis le phénomène initiateur qui commence l'acte
jusqu'à celui qui l'achève.

Que de progrès ont été faits malgré les difficultés !
Que de névroses ont trouvé leur point de localisation
et ont été définies dans leur nature et leur pathogénie!
Combien de maladies différentes réunies dans une
unité artificielle sous les noms d'hydropisie, paraplégie, de névrose ont été réduites en éléments
plus simples, décomposés en leurs symptômes propres ramenés et distribués aux divers organes dont
ils émanaient : l'analyse persévérante est comme le
prisme qui décompose le rayon de lumière dont la
simplicité apparente nous cachait la complexité
réelle (1).

(1) L'ancienne pathologie est remplie d'expressions générales vagues
appliquées aux maladies les plus différentes : on disait : abcès de la matrice, à propos de toutes les inflammations du petit bassin ; plus tard,
on ne voyait plus que fièvres puerpérales, métastases laiteuses; se rappeler
aussi le rôle qu'a joué, au dix-septième siècle, le prétendu état scorbutique ;
au dix-huitième, l'atonie de la veine porte et l'étude des hémorrhoïdes
auxquelles on rattachait toute la pathologie.

CONCLUSIONS

La maladie nous apparaît comme un état réductible à un point de départ spécial dans un organe, un
tissu ou un système bien déterminés ; elle peut rester
locale, mais, dans le plus grand nombre des cas, eu
égard à la solidarité organique, elle se généralise
et retentit sur les actes et les fonctions de l'économie
en raison de l'importance, de l'étendue, du nombre
des organes ou des systèmes qui ont marqué le point
de départ du processus.

Dans un certain nombre de processus morbides,
ce point d'origine actuellement ne peut être que difficilement fixé ; la maladie se montre généralisée
avant que nous ayons pu saisir son commencement et
nous avons sous les yeux des phénomènes dont la complexité nous cache l'acte morbide initial ; cette classe
renferme les maladies dites dyscrasiques ou maladies
diathésiques constitutionnelles de quelques auteurs.

Les mots de diathèse, de maladie générale sont des

termes provisoires appliqués à des états dont la cause et la nature restent encore obscures. Les progrès de l'analyse permettront de rattacher tout processus morbide à un état matériel déterminé d'un organe ou d'un système, d'en suivre l'extension et la généralisation dans l'organisme en en précisant les limites, de façon à déterminer exactement la part qui revient à l'état local et à l'état général.

Il est peu de maladies qui restent absolument locales, en raison de la solidarité organique qui relie les organes et les fonctions à l'état de santé comme à l'état de maladie ; il est peu de maladies qui deviennent absolument générales, en raison de l'individualité des cellules et des organes, qui leur permet de ne pas participer ou de ne participer que dans une mesure restreinte aux processus morbides se développant dans les organes et les systèmes voisins.

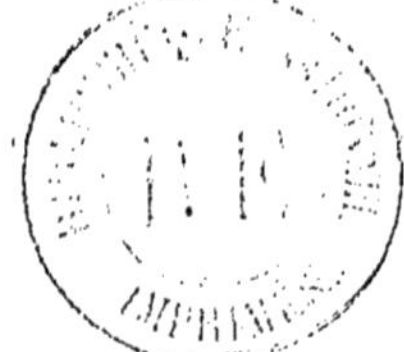

Lyon. — Imprimerie Nouvelle, rue Ferrandière, 52.

www.ingramcontent.com/pod-product-compliance
Ingram Content Group UK Ltd.
Pitfield, Milton Keynes, MK11 3LW, UK
UKHW022049070726
13613UKWH00002B/744